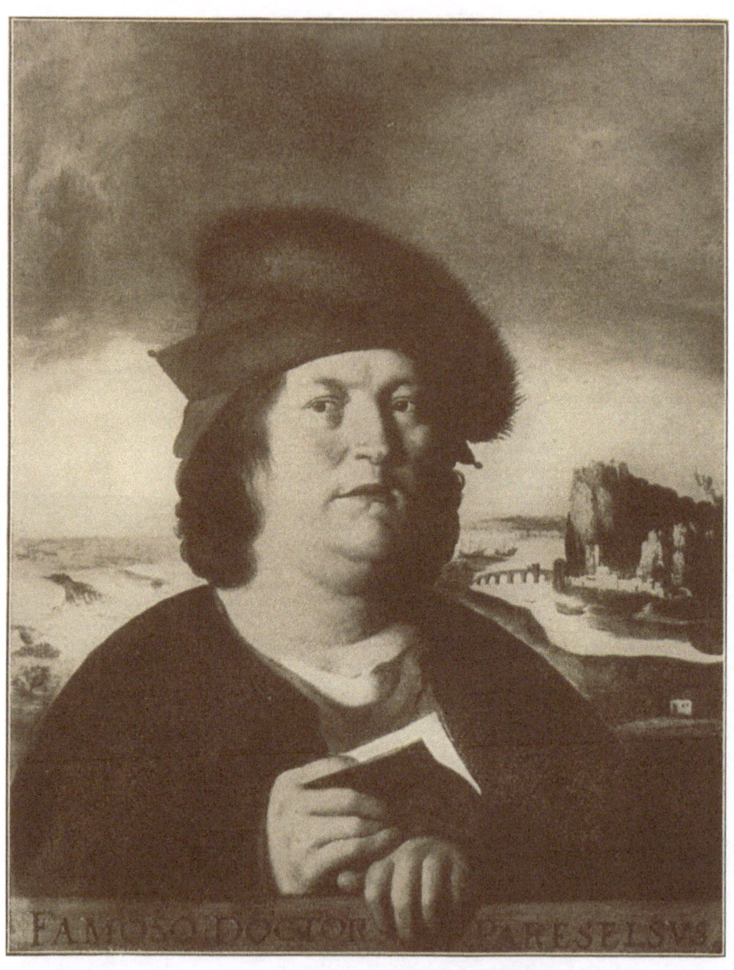

Theophrastus Paracelsus nach einem Gemälde von Jan van Scorel
(um 1525)

SCHRIFTEN AUS DEM GESAMTGEBIET DER GEWERBEHYGIENE
HERAUSGEGEBEN VON DER DEUTSCHEN GESELLSCHAFT FÜR GEWERBEHYGIENE
IN FRANKFURT A. M., VIKTORIAALLEE 9
NEUE FOLGE. HEFT 12

Theophrastus von Hohenheim
genannt Paracelsus

Von der Bergsucht
und anderen Bergkrankheiten

Bearbeitet von

Dr. Franz Koelsch

Ministerialrat im bayrischen Staatsministerium für Soziale Fürsorge,
Bayr. Landesgewerbearzt, a. o. Professor an der Universität München

Mit einem Bildnis

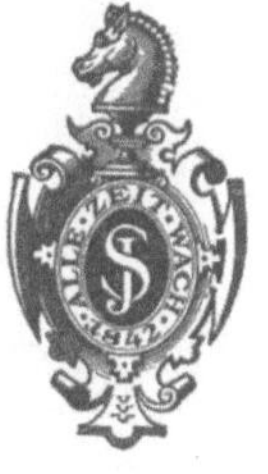

Berlin
Verlag von Julius Springer
1925

ISBN 978-3-642-98336-8   ISBN 978-3-642-99148-6 (eBook)
DOI 10.1007/978-3-642-99148-6

HERRN GEH. MEDIZINALRAT PROFESSOR

DR. KARL SUDHOFF

DEM MEISTER DER PARACELSUS-FORSCHUNG

ZUM 70. GEBURTSTAGE

IN DANKBARER VEREHRUNG

ZUGEEIGNET

Vorwort.

Die nachstehende Studie verdankt ihre Entstehung einer Anregung des bekannten Medizinalhistorikers und Paracelsus-Forschers K. Sudhoff in Leipzig. Ihr Zweck sei, einerseits einen kleinen Baustein beizutragen zum Ausbau der noch recht dürftigen Geschichte der „Gewerblichen Medizin" — andererseits die Bedeutung der Paracelsischen Schrift als der ersten bekannten Monographie der Weltliteratur auf dem genannten Gebiete und die Stellungnahme der zeitgenössischen und späteren Ärzte zu derselben hervorzuheben — endlich die nach Form und Inhalt oft schwer verständlichen Darstellungen des Autors dem Verständnisse auch fernstehender Kreise näherzubringen.

Ein weiteres Eingehen auf die Paracelsischen Ausführungen war nicht beabsichtigt.

München, Herbst 1924.

F. Koelsch.

Theophrastus Bombast von Hohenheim, genannt Paracelsus, war geboren am 10. November 1493 zu Einsiedeln in der Schweiz, wo sein Vater Wilhelm, ein Sproß der verarmten schwäbischen Adelsfamilie der Bombaste (Bambaste, Banbaste) von Hohenheim bei Stuttgart, als Arzt tätig war. Nachdem er bereits von seinem Vater naturwissenschaftlichen Unterricht erhalten hatte, bezog er verschiedene Hochschulen in Italien, Deutschland und Frankreich, bereiste die meisten Länder Europas, bis er sich endlich erstmals im Jahre 1524 in Salzburg, dann im Jahre 1526 in Straßburg niederließ. Das Jahr 1527 brachte die Berufung nach Basel als Stadtarzt und Hochschullehrer. Doch schon im folgenden Jahre nötigten ihn ernste Meinungsverschiedenheiten zum Wegzug. Nach einem unstäten Wanderleben kam er um 1537 nach Villach (Kärnten), wohin inzwischen sein Vater übergesiedelt war, der dort im Jahre 1534 das Zeitliche gesegnet hatte. Schon im folgenden Jahre finden wir Paracelsus wieder auf Reisen, 1540 infolge Berufung durch den Bistumsverweser Ernst von Bayern wiederum in Salzburg, wo er am 24. September 1541, noch nicht 48jährig, entschlief und seine Ruhestätte fand.

Viel angefeindet zu seinen Lebzeiten, umstritten nach seinem Tode, bis in die letzten Jahrzehnte hinein gilt Paracelsus als einer der originellsten und eindrucksvollsten Gestalten seiner Zeit[1]), der nicht nur der Medizin neue Bahnen wies, sondern auch andere wissenschaftliche Disziplinen, insbesondere die Metallurgie und die pharmazeutische Chemie befruchtete und daneben noch astronomische, religiöse, philosophische und ethische Fragen zu lösen versuchte. Seine Lebensaufgabe war nichts Geringeres als der Neuaufbau der gesamten medizinischen Lehre, indem er dem unfruchtbaren Doktrinarismus, den bis dahin üblichen Wortstreiten und Ausdeutungen der „unantastbaren" Lehren eines Hippokrates, Galenos und Avicenna, deren hypothetischer Qualitäten- und Säftelehre die Naturbeobachtung, die Erfahrung, das Experiment gegenüberstellte. „Paracelsus hat der alten Medizin den Todesstoß versetzt und der Wissenschaft die Idee des Lebens geschenkt" (Rud. Virchow). Paracelsus forderte nachdrücklichst die Beobachtung der natürlichen Vorgänge, er schuf neue Auffassungen der physiologischen und pathologischen Vorgänge im Körper, bemühte sich dieselben auf einfache chemische Vorgänge zurückzuführen, er suchte Assimilation und Resorption, die Ausscheidung und andere Vorgänge zu ergründen und legte damit den Grund zur physiologischen und

---

[1]) Paracelsus' Wahlspruch lautete: „Eines Andern Knecht soll niemand sein, der bleiben kann für sich allein."

pathologischen Chemie, er hob insbesondere die Bedeutung der Krankheitsursache und deren Bekämpfung hervor. „Jedenfalls dringen seine chemische Theorien, wie unvollkommen sie auch noch sind, tiefer in das Wesen der Krankheitsvorgänge ein als die späteren." Er schuf weiterhin eine Reihe brauchbarer Heilmittel aus dem Reich der Mineralien und Pflanzen. Die Ergebnisse der Naturbeobachtungen verbinden sich bei Paracelsus mit den philosophischen Gedankengängen des Neuplatonismus von der Unzerstörbarkeit der Materie, vom Kreislauf des Stoffes, vom Makro- und Mikrokosmus, ohne sich indes von gewissen mystischen Ideen völlig frei machen zu können.

Ohne Frage weisen die originellen Deutungen der biologischen Zusammenhänge, die großen Erfolge am Krankenbett, die Scharen der Schüler und Anhänger, nicht zuletzt die Herde der Neider auf das Genie hin; Sudhoff nennt Paracelsus „einen der größten Ärzte aller Zeiten".

In zahlreichen Schriften, von denen die meisten allerdings erst nach dem Tode des Verfassers im Druck erschienen, hatte Paracelsus seine Lehren und Anschauungen niedergelegt. Bis zum Jahre 1600 waren weit über 200 Schriften als von Paracelsus verfaßt veröffentlicht; heute werden (nach Sudhoff) über 500 Ausgaben von Werken des Paracelsus gezählt. Unter der Fülle dieser Schriften findet sich eine Abhandlung: Von der Bergsucht und anderen Bergkrankheiten. Wie der Titel andeutet, versuchte hier Paracelsus die eigenartigen gesundheitlichen Störungen der Berg- und Hüttenarbeiter in monographischer Form darzustellen und die dabei in Frage kommenden schädigenden Einflüsse zu klären wohl veranlaßt durch entsprechende persönliche Erfahrungen.

Gelegenheiten zu derartigen Beobachtungen standen dem Verfasser ja reichlich zu Gebote. Übrigens war bei einem Manne wie Paracelsus die eigene Anschauung und das eigene Studium der fraglichen Verhältnisse Voraussetzung für die Abfassung einer derartigen Veröffentlichung. Sagt er doch selbst in seinen Schriften: „Ich halte mich nur an dasjenige, was ich selbst auf eigene Faust gefunden und durch lange Übung und Erfahrung als bestätigt gesehen habe." (Einladung zur Vorlesung [Intimatio], Basel, 5. VI. 1527. — „Scientia est experientia" [Labyr. med. I. 273]. — „Die Natur ist das große Lehrbuch, aus dem man Wissen und Erfahrung holt." — „Dem Arzte ist vor Allem Kenntnis der Natur und ihrer Geheimnisse zu wünschen; er muß die Verschiedenheit, Ursachen und Zeichen der Erkrankungen kennen. Die Kranken sollen des Arztes Bücher sein." „Also ist die art eines jeglichen / der etwas sehen und erfahren will / dass er dem selbigen nach gehe vnd könnlich kundtschafft einnemme / vnd wenn es am besten ist / verruck vnd weiter erfahre." „Also ist auch nohtt / der Artzt sei ein Alchimist: Will er nuhn derselbig seyn / er muss die Mutter sehen / auß der Mineralia wachsen. Nun gehen jhm die Berg nicht nach / so der er muss jhnen nach gehen. Wo nun die Mineralia ligen / da seind die Künstler: Will einer Künstler suchen / in scheidung vnd bereitung der Natur / so muss er sie suchen an dem ort / da die Mineralia sind. Wie kan dann einer hinder die bereitung kommen der Natur / wenn er sie nicht sucht wo sie ist? Soll mir dann das verarget werden / dass ich meine Mineralia durchlauffen hab / vnd jhr Gemüt vnd Hertz erfahren / jhre kunst in meine Händt gefast / die mich lehren / das Rein vom Koth scheiden / dadurch ich viel vbels fürkommen." (4. Denfension I. S. 257/59).

Vom Vater wurde Paracelsus in die Mineralogie bzw. Alchymie und Scheidekunst eingeführt, wie er an mehreren Stellen selbst sagt (Chirurg. Bücher und Schriften S. 101; Straßburg 1605, Huser; und Philos. sagax Astron. magn. Bd. 1. II. S. 403). Wie eingangs erwähnt, siedelte Paracelsus' Vater im Jahre 1502 von Einsiedeln (Etzel) nach Villach in Kärnten über, wohin er als Stadtarzt berufen worden war, vermutlich auch um an der von den Augsburger Fuggern dort unterhaltenen Bergschule die Scheidekunst zu lehren (Aberle l. c. S. 40). Waren doch damals in der Umgebung von Villach große Bergwerke bzw. Erzgruben und Hütten vorhanden, wie Paracelsus selbst in seiner „Chronik des Landes Kärnten" schildert: „Die im Lande Kärnten sind die ersten in diesen teutschen Landen gewesen, was da angetroffen hat die Metalle, die Vitriole, die Erze u. dgl. Sie sind erstlich in diesem Land gelernt worden und dann in andere Länder getragen und sind dort Bergwerke nach dem kärntischen Brauch in das Werk gebracht worden." „Da war zu Bleiberg ein wunderbarlich Bleierz, das nicht allein Germaniam, sondern auch Pannoniam, Turciam und Italiam mit Blei versorgt, desgl. auch Eisenerz zu Hutenberg mit sonderlich fürtrefflichem Stahl mächtig begabet, auch viel Alaunerz, item Vitriolerz mit hoher Gradierung, Golderz, das sich wunderbarlich zu St. Paternionem gefunden hat, item das Erz-Zink, das weiter in Europa nicht gefunden wird, ein gar fremdes Metall, sonderlich seltsamer denn andere; trefflich Zinnobererz, das ohne Quecksilber nicht ist, item Goldkies, Margasiten, Granaten samt anderen dergleichen Gestalt, die nit alle zu nennen sind. Und so die Berge in Kärnten möchten als ein Kasten mit einem Schlüssel aufgetan werden, wo möchte man grösseren Schatz finden?" (Chronik des Landes Kärnten I. 251).

Als junger Mensch von etwa 20—25 Jahren war Paracelsus nach eigenen Angaben selbst als Laborant in einem metallurgischen Betriebe tätig (zwischen 1510 und 1520), nämlich im Betriebe des Sigmund Fueger zu Schwaz in Tirol. (Von der grossen Wundartzney. Chirurg. Bücher und Schriften, Strassburg 1618 S. 102.) Die Fueger von Friedberg hatten dort ergiebige Silberbergwerke, dazu Laboratorien für Probierer und Metallscheider; dort lernte er Metallurgie und Bergbau gründlich kennen[1].

Aber auch später noch scheint Paracelsus für den Bergbau Interesse gehabt zu haben. Auf seiner Wanderung nach den skandina-

---

[1] Betr. Sigmund Fueger vgl. Schubert-Sudhoff: Paracelsus-Forschungen 2. H. Verlag Reitz u. Köhler. Frankfurt (1889), S. 84, Anmerkung.

vischen Ländern (Dänemark, Schweden), wo damals Eisen, Kupfer, Zink, Blei, Gold, Silber, Alaun und Schwefel gewonnen wurde, später „in der Meissnischen und in der Ungerischen Region" hörte er viel von den dortigen Bergwerken und ihren Schätzen; etwa 1535 wanderte er über die hochliegenden Bergwerke am Schneeberg zwischen Sterzing und Passeyer „wie die hohen Bergwerck ligen, als im Schneeberg zu Stertzingen" (Grosse Wundarznei 1. B. 3. Tr. 12. Kap. Chirurg. Bücher und Schriften 54. Ed. Huser, Strassburg 1605). Endlich erhielt Paracelsus selbst eine Berufung der Fuggerschen Bergwerksverwaltung nach Villach, die dort im Lavant-Tal Gold zu schürfen hoffte (Hartmann S. 138). Er ging 1537 dorthin und übernahm die metallurgischen Untersuchungen, um allerdings schon im folgenden Jahre wieder weiterzuziehen (Chronik des Landes Kärnten I. 251)[1].

So hatte Paracelsus wohl reichlich Gelegenheit, die Beschäftigungsart der Berg- und Hüttenleute gründlich kennen zu lernen, die Einwirkungen dieser Arbeit und insbesondere der verschiedenen Mineralien auf den menschlichen Organismus zu studieren, Beobachtungen an Kranken zu machen. In der Paracelsus-Literatur wird sogar die Vermutung ausgesprochen, daß er bei seiner vielfachen Beschäftigung mit diesen Substanzen wohl auch einmal erkrankt (Hg!) bzw. daß sein früher Tod auf derartige Schädlichkeiten zurückzuführen wäre (Helmont, de vita longa cap. 20 n. 23, zitiert bei Aberle). Bei Leonardus de Capua findet sich der Hinweis, daß sich zwei Chemiker, Theophrastus und Helmontius, durch ihre chemischen Arbeiten sehr geschädigt haben (zitiert von Ramazzini).

Vielleicht interessiert auch die Frage, wann Paracelsus die Schrift „Von der Bergsucht x." verfaßt hat, vorausgesetzt, daß er sie überhaupt in einem Zuge niederschrieb. Wenn wir seine eigenen Worte (Vorrede zu Paragranum) buchstäblich auffassen — und es besteht kein Grund, das nicht zu tun —, so wurde unsere Schrift jedenfalls nicht vor 1529/30 (Aufenthalt in Beratzhausen) geschrieben. Paracelsus nennt in dieser Vorrede aus dem Jahre 1530 namentlich die Werke, die er vorher verfaßt hatte; unser Thema befindet sich nicht darunter[2]. Jedoch gibt Paracelsus in der Schrift selbst einige Hinweise, die über die Entstehungszeit einige Aufhellung geben. Beispielsweise sagt er im 1. Buch, 1. Traktat, 4. Kap.: Über die „Pygmaeen" ist in den Archidoxen und Büchern Paramiris Näheres zu finden; im 2. Buch, 4. Traktat, 3. Kap. (Therapie betr.) verweist er auf Liber de gradibus et compositionibus, an anderer Stelle auf das Buch De generationibus; im 3. Buch, 4. Traktat, 2. Kap. schreibt er: „Würde Gott zulassen, dass ich die

---

[1] Vgl. hierzu die Handschrift der Wiener Hofbibliothek (Ms. 11295. Med. 229) 12°, aus dem 17. Jahrhundert, Bl. 15: Verzeichnis edlicher schätz auch Silber vndt Goldteß. Auch Silber vndt Goldt Perckwerckh. So durch Doctor Theophrastus ist angezeigt worden betreffent … K. Sudhoff: Paracelsus-Handschriften Nr. 144, S. 696.

[2] Vgl. E. Schubert und K. Sudhoff: Paracelsus-Forschungen 1. H. S. 62 flg. Frankfurt 1887.

Archidoxen zu Ende bringe . . .“; im 1. Buch, 4. Traktat, Kap. 7 wird
auf das „Buch der Bereitungen“ verwiesen, da De morte rerum gesprochen wird.

Nun wissen wir, daß das Liber de gradibus et compositionibus
aus dem Jahre 1526, die Schrift „De praeparationibus“ aus der Basler
Zeit (um 1527) stammt; das Opus Paramirum ist geschrieben im
Jahre 1531; das Volumen Medicinae Paramirum schon vorher (etwa
1530). Demnach ist unsere Schrift „von der Bergsucht x.“ keinesfalls
vor dem Jahre 1531 vollendet. Einen genaueren Anhaltspunkt bekä-
men wir, wenn wir die Entstehungszeit der Archidoxen genau kennen
würden. Ich konnte einen Hinweis darüber jedoch nirgends finden[1]).

Nach Schubert-Sudhoff waren die Jahre 1531—34, in denen sich
Paracelsus mehr stabil in der Schweiz und in Tirol aufhielt, ziemlich
literarisch fruchtbar[2]). Möglich, daß auch unsere Schrift in dieser Zeit
entstand. Diese Auffassung scheint auch Sudhoff[3]) zu teilen, indem
er schreibt: „Er (Paracelsus) scheint die altvertrauten Schmelzhütten in
Schwaz (Inntal) wieder aufgesucht zu haben und damals sein Buch
über die krankhaften Schädigungen im Berg- und Hüttenbetriebe be-
endigt . . . zu haben.“ Neuerdings spricht sich Sudhoff dahin aus,
daß Paracelsus vermutlich in den Jahren 1533/34 anläßlich des neuer-
lichen Besuches der Hüttenwerke zwischen Hall und Jenbach im unteren Inntal die Anregungen zur Abfassung seiner Schrift geschöpft
und letztere im Jahre 1534 vollendet habe[4]). Andererseits bietet wohl
auch die Zeit in Villach bzw. im benachbarten St. Veit (1537/38) einen
gewissen Ruhepunkt; die Anregungen und Beobachtungen im Villacher
Bergbau dürften wohl nicht ohne jeden Einfluß geblieben sein. Die
vorhergehende Periode 1535—37, sowie die auf die Villacher Zeit
(nach 1538) folgenden Perioden bis zum Tode 1540 waren derart be-
wegt, daß sie für eine ausgiebigere schriftstellerische Tätigkeit wohl
nicht in Frage kommen können.

Abgedruckt wurde das Buch „Von der Bergsucht x.“ erst nach
dem Tode des Verfassers, und zwar erstmals in einem Sonderdruck
Dillingen 1567, dem einzigen bekannten Sonderdruck, herausgegeben
von Samuel Architectus (Zimmermann[5]). Über die Herkunft
des Manuskriptes wird vom ersten Herausgeber nichts mitgeteilt, ebensowenig vom späteren Herausgeber Huser, der angibt, daß er außer
einigen kleinen, von Paracelsus selbst geschriebenen Notizen ebenfalls

---

[1]) Die Archidoxen wurden erstmals herausgegeben von Adam Schröter
im Jahre 1569 (Krakau). Vgl. K. Sudhoff: Versuch einer Kritik der Echtheit
der paracelsischen Schriften. Bd. I. Bibliographia Paracelsica, Berlin 1894:
Georg Reimer. Nr. 108, S. 170.

[2]) Theophrastus . . . laboriosissimus est, raro dormit, nunquam se ipsum
exuit, ocreis et calcaribus ad 3 horas in lectum prostratus cubit subinde, subinde scribit. Rütiner’s Diarium I, 84.

[3]) In Meyer-Steineg und Sudhoff: Geschichte der Medizin. S. 277.
Jena 1921.

[4]) Verhandl. d. Ges. d. Ärzte u. Naturforscher in Innsbruck, September 1924.

[5]) Vgl. K. Sudhoff (l. c.): Bibliogr. Paracels. Nr. 88, S. 138.

das Originalmanuskript nicht kannte, den größten Teil daher ex manuscriptis aliorum entnehmen mußte. Dies veranlaßte wohl Haeser[1]), die Schrift unter den Werken von zweifelhafter Echtheit zu verzeichnen. Von den neuen Historikern wird jedoch die geistige Urheberschaft des Paracelsus bei diesem Werk von niemandem bezweifelt. Der Paracelsus-Forscher Sudhoff sagt: „Der Ausweg, anzunehmen, Huser habe diese Arbeit als ‚Heft‘ aus dem Munde eines anderen Arztes nachgeschrieben, würde jedem Kenner der damaligen Literatur geradezu absurd erscheinen müssen“. „Alle inneren Gründe für die Echtheit sind vorhanden, aber alle äußeren Belege fehlen“[2]). Ähnlich sprach sich der Medizinalhistoriker F. R. Seligmann dahin aus, daß wir außer Paracelsus keinen Arzt kennen, dem wir gerade diese Schrift nach Form und Inhalt zumuten könnten[3]).

Register vnnd Inhalt diser drey Bücher von den
Pergkranckheiten.

---

[1]) Haeser: Lehrbuch d. Geschichte d. Medizin. Jena 1875—82. S. 85.

[2]) Vgl. E. Schubert und K. Sudhoff: Paracelsus-Forschungen 1. H. S. 39.

[3]) Vgl. J. K. Proksch: Paracelsus als medizinischer Schriftsteller. Wien-Leipzig 1911: Jos. Safar.

Theophrasti Paracelsi von Hohenheim/ bey der Artzney Doctor ꝛc. Von der Bergsucht oder Bergkranckheiten drey Bücher/ inn dreyzehen Tractat verfaßt vnnd beschriben worden.

Darinnen begryffen vom vrsprung vnd herkomen derselbigen franckheiten/ sampt jhren warhafftigen Preseruatiua vnnd Curen.

Allen Ertz vnnd Bergleüten/ Schmeltzern/ Probierern/ Müntzmaistern/ Goldschmiden/ vnnd Alchimisten/ auch allen den͂ so inn Metallen vnd Mineralien arbayten/ hoch nutzlich / tröstlich vnnd notturfftig.

Mit Röm. Kay. Maiest. freyheit.

Anno Domini 1567.

End des Registers diser Bücher.

Getruckt zu Dilingen durch
Sebaldum Mayer.

Architectus hat seinem Druck eine Epistel mit Widmung an den Hochwürdigsten Fürsten und Herrn Johann Jakob, Erzbischof zu Salzburg vorausgeschickt, die nachstehend im Auszug wiedergegeben sei:

„Daß die alten Skribenten und Philosophen wie Plinius, Aristoteles, Galen und Avicena keine Abhandlung geschrieben haben von der Erz- bzw. Bergsucht oder dgl. Krankheiten, die doch so schwer und heftig sind, nimmt mich sehr wunder. Dies zeigt, daß sie von der Alchimie und von der Art und Wirkungsweise der Metalle und Mineralien keine solche Erfahrung hatten, wie der hochgelehrte Mann und deutsche Philosoph Theophrastus Paracelsus. In diesem Buch schreibt („philosophiert") er von Ursache und Wirkung der Bergkrankheit, daß es zwei Chaos gibt, eines zwischen Himmel und Erde, welches die Lungensucht erzeugt, das andere unter Tag, welches die Bergsucht macht, daß die Erz- und Bergleute infolge der Dämpfe am Schmelzfeuer täglich schweren Krankheiten unterworfen sind, usw. Der Herausgeber erachtet es daher als sehr notwendig, diese Abhandlungen zu Nutz und Wohlfahrt in christlicher Liebe zu veröffentlichen, damit einem jeden Kranken geholfen werden möge." Er sagt, er sei schon oft aufgefordert worden, „das ich etwas Theophrastischer Bücher publicieren vnd an tag bringen solle". Er hält es als befremdlich, daß dies von anderen Publikatoren noch nicht gemacht wurde, obwohl verschiedene andere Bücher von Paracelsus durch Adam von Bodenstein und andere Schüler schon publiziert worden seien, bisher allerdings nicht über dreißig, obwohl P. an 350 geschrieben habe. Der Herausgeber hofft, daß das Werk seinen Meister loben wird. Er schildert weiterhin die Theophrastische Lehre als die Morgenröte der Medizin. „Der Medizinae Helias ist gekommen!" In den Metallen und Mineralien liegen ungezählte wertvolle Heilmittel, von welchen bisher die Ärzte noch viel zu wenig wissen. Leider ist die Alchimie und die Lehre von der Separation und Präparation vielerorts auf den Universitäten „in großer Verachtung" und die Alchimisten werden böse Christen und Gotteslästerer genannt, obwohl sie nichts anderes tun, wie beispielsweise auch die Müller oder die Bäcker oder die Köche, die ebenfalls die Naturprodukte so zubereiten, daß sie dem Menschen zuträglich sind. Der Herausgeber führt dann einige Beispiele an, wie aus Lösungen Salze gewonnen werden können, oder wie andererseits mit Wasser oder Spiritus usw. Extrakte dargestellt werden können. Er spricht von den verschiedenen Präparationen und alchimistischen Künsten, durch welche Heilmittel gewonnen werden.

Weil nun der Adressat (Erzbischof von Salzburg) „zugleich mit Berg vnd Bergwercken vmgeben / auch in derselbē gantzē Landschafft auch allen vmbliegenden örtern vil Bergwerck gebawt werden / dannenher dann solliche vnd dergleichen kranckheiten ohne zweifel daselbs vil regiern", glaubte es der Herausgeber nicht versäumen zu dürfen, dieses Büchlein von den Bergkrankheiten ihm zu widmen, damit die Erz- und Bergknappen dieser Heilmittel teilhaftig werden und dadurch wieder gesund werden. Er bittet das Büchlein mit Gnaden aufzunehmen und sich damit vorerst zu begnügen, bis er selbst ein Buch[1]) in Druck geben kann, „wie man alle Ertz vnd Bergwerck versuchen vnd probiern soll mit Fewr, wasser, bayssen vnnd mit dē quecksilber dessgleichen nit vil gesehen worden". Geben zu Augspurg den 23. tag May Anno Domini 1567. Vnderthenigister vnnd gehorsamer Samuel Architectus.

Weitere Einzelausgaben der Schrift „Von der Bergsucht usw." sind nicht bekannt; Abdrucke finden sich nur mehr in den Sammelausgaben der Paracelsischen Schriften. Hier wäre zunächst die (allerdings nur bis zum 2. Band gediehene) lateinische Ausgabe von Bodenstein-Forberger aus dem Jahre 1575 zu nennen: Gedruckt zu Basel, ex officina Petri Pernae. 1575. 8°. Sie enthält als letzte (10.) Schrift laut Register: De Morbis metallicis lib. III. Die Abhandlung selbst ist betitelt: De Morbis fossorum metallicorum (gesondert paginiert S. 1—134, mit Randbemerkungen versehen; hierauf Inhaltsangabe S. 135—137 und Schlußwort S. 138—139[2]). Das Schlußwort lautet in deutscher Übersetzung:

---

[1]) Probierbuch Auff alle Metall Müntz, Ertz vnd Berckwerck usw. In Truck verordnet vnd publiciert: Durch Samuelen Zimmerman von Augspurg 1573. 8°/ 172 S. Vorrede, Beschluß, Register. Gedruckt zu Augspurg bey Michael Manger.

[2]) In Sudhoffs Bibliogr. Parac. Nr. 165, S. 281 bzw. Nr. 166, S. 287.

Georgius Forbergius Interpres lectori S. „Von beinahe unzähligen Fehlern und Irrtümern strotzte dieses Werk, sodaß Du daraus kaum einen Sinn bekommen konntest, zumal wenn es von einem ungelehrten und beschränkten, in der Handschrift des Theophrastus — der undeutlichsten, die wir gesehen haben, — wenig geübten Menschen herausgegeben wurde, wie sie sich jetzt allenthalben in die Theophrastische Literatur hineindrängen, die aus Unerfahrenheit und Beschränktheit sowohl die Titel wie die Bücher selbst verfälschen. Damit aber der eifrige Leser aus diesem ausgezeichneten Werke, in dem sehr viel Nützliches enthalten ist, Nutzen schöpfen kann, habe ich dieses, soviel es möglich war, mit sehr erheblicher Mühe wiederhergestellt, wie die Hochgelehrten Leser, die der Deutschen Sprache mächtig sind, beim Vergleich ersehen werden. Da jedoch bei derartigen großen Unstimmigkeiten leicht ein Irrtum unterlaufen kann, vergib dem etwas harten, gelegentlich unklaren Stil. Leb wohl! —“

Die Forbergersche Ausgabe ist so ziemlich eine wörtliche Übersetzung der Sonderausgabe des Architectus; auch verschiedene Fehler und Schiefheiten der Erstausgabe sind prompt wörtlich übernommen worden; die sachlichen Unterschiede sind äußerst geringfügig. Jedenfalls ist dem Forberger ein besseres Manuskript nicht vorgelegen.

Der dritte Abdruck der Schrift erfolgte in der deutschen Huserschen Quartausgabe sämtlicher Paracelsus-Schriften vom Jahre 1589, gedruckt zu Basel durch Conrad Waldkirch, und zwar im 5. Band als 1. Abhandlung: Von der Bergsucht vnd andern Bergkranckheiten / Drey Bücher: Text S. 1—73[1]); Fragment S. 318. Das Inhaltsverzeichnis gibt nachstehende Auskunft:

Von den Bergkranckheiten Drey Bücher.

Corrigiert ex Manuscriptis aliorum	Im Ersten wird beschrieben die Geburtt der gemeinen Lungsucht / auch der Berg-Lungsucht: Sampt der Heylung. Im Anderen (Fol. 26) Die Geberung der Kranckheiten / so den Schmelzern / Abtreibern / Silberbrennern entstehen von Metallischen unnd Mineralischen Räuchen / von Saltz Erzen usw. Sampt derselbigen Cur. Im Dritten (Fol. 49) von Kranckheiten so allein auß dem Quecksilber entstehen; Sammt derselbigen Heylung.

Zuvor nie getruckt { Zwey Capita im Dritten Buch / welche Fol. 66 und 67 begrieffen } ex Autographo.

Die Zahl und Einteilung der Kapitel des 2. und des 3. Buches ist in dieser Ausgabe eine andere als in den beiden vorgenannten Ausgaben. (Vgl. S. 12.) Weiterhin findet sich hier noch in der Schedula zum 5. Band, S. 318 ein kurzes Fragment, „zum Buch von Bergkrankheiten gehörig“.

Von da ab findet sich die Schrift über die Bergkrankheit in den nachstehenden Sammelausgaben abgedruckt:

---

[1]) In Sudhoffs Bibliogr. Parac. Nr. 216, S. 368 bzw. Nr. 220, S. 386.

Deutsche Ausgabe von Joh. Huser-Frankfurt a. M., bei Joh. Wechels Erben. 1603. 4⁰. Teil 5, S. 1—40. Fragment im Teil 4, S. 254[1]).

Deutsche Ausgabe von Joh. Huser-Straßburg, bei Lazarus Zetzner. 1603. 2⁰. Bd. I, S. 643—670. Fragment S. 637[2]).

Lateinische Ausgabe Frankfurt a. M., bei Zacharias Palthenius (Palthen). 1603. 4⁰. Bd. 5, S. 1—51. Libri tres de morbis metallicis, sev mineralibus, et aliis his cognatis. Die Übersetzung basiert bis S. 13 auf dem deutschen Huserschen Text vom Jahre 1589; von S. 14 ab (1. Buch, 4. Traktat) ist die Forbergersche Übersetzung einschließlich der Randbemerkung fast wörtlich abgedruckt bis auf ganz kleine Abweichungen und Vermehrung der Marginalien. Das Fragment konnte ich nicht finden[3]).

Deutsche Ausgabe von Joh. Huser-Straßburg, bei Lazarus Zetzners Seligen Erben. 1616. 2⁰. 1. Bd., S. 643—670. Fragment S. 637[4]).

Lateinische Ausgabe von Friedr. Bitiskius-Genf, bei Joh. Anton und Samuel De Tournes. 1658. 2⁰. Bd. 1, S. 707—730. Fragment S. 824[5]).

Außerdem erwähnt Sudhoff noch einige handschriftliche Auszüge aus unserer Abhandlung[6]):

1. Wien, Hofbibliothek: Ms. 11115: Med. 31:, schöne Handschrift aus der 2. Hälfte des 16. Jahrhunderts. Blatt 422a (Titelblatt: Von der Bergsucht vnnd Anndern Bergkranckheiten. Das Dritt Tractat. (No. 7.) (Blatt 423a) Zu beschreiben die Kranckhait Bergsucht. Ist erstlich vonnothen. zu ennteckhen etlichs thails. die Allt vnd lang herkhumen Lungsucht . . .

Nach Sudhoff ist kein Teil dieser Handschrift nach einem Druck geschrieben, sondern beruht auf handschriftlicher Überlieferung, vermutlich auf die Neuburger Originale der Paracelsus-Handschriften zurückgehend. Es finden sich in der vorliegenden Handschrift wohl zahlreiche kleine Abweichungen, die aber keineswegs mit dem Dillinger Druck von 1567 stimmen; vielmehr steht der Text dem Huserschen viel näher, wenn natürlich gelegentlich auch dieses Manuskript mit Architectus contra Huser geht. „Bei der dürftigen Überlieferung, welche uns bei dieser wichtigen Schrift zu Gebote steht, verdient die Handschrift jedenfalls Beachtung" (Sudhoff). Befremdlich ist der Titel „Von der Bergsucht . . . das dritt Tractat", während der Text doch ganz richtig mit dem Anfang des 1. Buches beginnt. Das 1. Buch stimmt ganz mit Huser. „Das Annder Buch" hat nur drei Traktate und schließt Blatt 449b mit Huser a. a. O. S. 43" Enndt des dritten tractats". Es beginnt dann sofort: Das Dritt Buch von der Bergkranckhait. Darinn allain begriffen werden die quecksilberischen krannckhaiten. Das erst tractat. (Huser S. 49—65) — und es folgen die vier ersten Traktate dieses

---

[1]) In Sudhoffs Bibliogr. Parac. Nr. 254, S. 434 und S. 437. — [2]) Ebenda Nr. 256, S. 440 und S. 442. — [3]) Ebenda Nr. 259, S. 447 bzw. Nr. 263, S. 451. — [4]) Ebenda Nr. 300, S. 505. — [5]) Ebenda Nr. 381, S. 585 und S. 590.

[6]) In Sudhoffs Paracelsus-Handschriften. Berlin 1899. Gg. Reimer. 1. Nr. 12, S. 64 bzw. S. 74. — 2. Nr. 58, S. 159 bzw. S. 164. — 3. Nr. 59, S. 165 bzw. S. 166.

Buches. Auf Blatt 459b beginnt sodann zum zweiten Male „Der vierdt Tractat" mit 7 Kapiteln, d. h. der oben im 2. Buch fehlende 4. Tractat ist hier angeschlossen (Huser S. 44—48). — Auf Blatt 462b—463b folgt sodann „Das annder Capitell" und „Das dritt Capitell", welche Huser ex Autographo zuerst veröffentlicht hat (S. 66 und 67).

2. Wien, Hofbibliothek: Ms. 11343. 4⁰, abgeschrieben um 1650. Blatt 170a—184b: Von der Bergsucht und anderen Bergkranckheiten. Nach Sudhoff eine annähernd vollständige Abschrift folgender Abschnitte: Buch I. Trakt. 1—3 (außer d. 3. Kap.), 4. Buch III. Kap. 10—14.

3. Wien, Hofbibliothek: Ms. 11206 : Med. 153: 4⁰, aus der Mitte des 16. Jahrhunderts. Blatt 158b. Ex praefatione libelli: Von der Bergsucht. Nach Sudhoff Abschrift eines größeren Teils der Vorrede des Samuel Architectus.

Für die vorliegende Abhandlung wurde benützt die Dillinger Sonderausgabe v. J. 1567, die Forbergersche lateinische Übersetzung v. J. 1575 und die Husersche Sammelausgabe 4⁰ v. J. 1589.

Was die Güte der Texte betrifft, so muß vorausgeschickt werden, daß bekanntlich verschiedene, zweifellos echte Paracelsus-Schriften manche Unklarheiten und Schiefheiten enthalten, an denen z. T. wohl die anerkannt schwer-leserliche Handschrift des Verfassers, z. T. die sorglose Abschrift schuld ist; dies trifft in besonderem Grade auch für die Schrift von der Bergsucht usw. zu, zumal da ihre Drucklegung erst nach dem Tode des Verfassers erfolgte. Insbesondere ist der Text der Dillinger Sonderausgabe stellenweise sehr ungenau, die Herausgabe recht nachlässig. Die lateinischen Ausdrücke zeigen häufig Fehler, z. B.: Asma statt Asthma, Parelisem statt Paralysim, Syderis statt Sudores, Corrisa statt Coryza, pilucca statt pituita, liquidores statt liquores, paneracio statt panaritium u. dgl. mehr. Über diese Fahrlässigkeiten läßt sich schon Forberger aus, der — wie bereits erwähnt — eine wörtliche lateinische Übersetzung des Dillinger Büchleins herausgegeben hat. Sie zeigt nur geringfügige Veränderungen bzw. Verbesserungen; z. T. sind jedoch die Schiefheiten der Architectus-Ausgabe wörtlich in lateinischer Sprache wiedergegeben. Demgegenüber hat Huser zahlreiche Änderungen vorgenommen, die im allgemeinen wohl als Verbesserungen anzusprechen sind. Er hat versucht, einen möglichst klaren Text zu bringen, wenngleich ihm dies nicht an jeder Stelle gelungen ist; manche Unklarheiten blieben gleichwohl stehen. Huser hat sogar manche kurze Sätze als Erläuterung neu eingefügt; er hat weiterhin auch eine Umstellung der Traktate vorgenommen, indem er den 5. Traktat im 3. Buch der Architectus-Ausgabe mit Recht versetzte zum 2. Buch als 4. Traktat (mit 7 Kapiteln). Im 3. Buch stimmen Huser und Architectus überein bis einschließlich 4. Traktat — dann schließt Huser vom 7. Traktat (oder von einem 4. Buche) die Kap. 6—14 an. Diese sind bei Architectus als 6. Traktat, Kap. 1—9, bezeichnet. Ferner druckt Huser das Fragment mit zwei Kapiteln ab.

Vergleich einiger Stellen in den drei Ausgaben.

Architectus	Forberger	Huser
planeten	planeten	planities
reissen	convulsiones	—
kreide	herbae	—
frucht	fructus	feucht
merkurialisch	—	mineralisch
verletzt viel Adern	—	wirft viel Koders aus
Lutum sapientiae	—	Lutum sanguinis
Erzgeiste	Spiritus	Erzgeister
in jedem Guten 3 Marca- sita	venenum (statt bonum)	in jedem Guten sind 3 Mar- gariten
Artherien	halitus	Einatmung
region	region	resolution
medium	medicis	medium
sonne	sol	summe
Zilo	(freie Übersetzung)	hyle
in lauter Eyhs	(freie Übersetzung)	in lauter eigen element
rochis	rochis	radiis
terminum	terminum	dominium
bey Aschlitta und timpo- nite	in ascite et tympanite	—
celicis contractis	in colicis et contrac- turis	—
scoria	scoria	steria
gobredes	—	gabredas
stren Latrones	?	sternutationes
elemente	excrementa	phlegmata
parcine	—	porcini
der markasitische Sulfur gibt u. nimmt den Schlaf bis zum Tode	ebenso	der marcas. Sulfur nimmt den Schlaf, der vitrio- lische gibt ihn bis zum Tode

usf. Vgl. hierzu auch die verschiedenen Noten unterm Strich!

Paracelsus hat also — wie aus den vorstehenden Inhaltsangaben hervorgeht — die Materie in 3 Bücher gegliedert; das 1. behandelt die „Bergsucht" oder Berglungensucht, unter welcher besonders die Bergleute unter Tag zu leiden haben, das 2. die bei der Aufbereitung bzw. Verhüttung und beim Schmelzen der Metalle auftretenden Gesundheitsschädigungen; im 3. Band wird nur von den durch Queck-silber hervorgerufenen Erkrankungen gesprochen. Das Fragment er-örtert Gefährdungen durch Berggeister, Zugluft, Schlagwetter usw.

Im folgenden wollen wir zunächst Paracelsus selbst zu Wort kom-men lassen und den Inhalt der Schrift auszugsweise darstellen. Dabei wurde darauf Wert gelegt, den Sinn der Paracelsischen Lehre aus dem ihn umgebenden Rankenwerk von weitschweifigen Erklärungen und Reflexionen, Vergleichen, Wiederholungen und dergleichen nach Möglichkeit herauszuwickeln, Nebensächliches wegzulassen, für Para-celsus charakteristische Redewendungen jedoch nicht vorzuenthalten. Natürlich dürfen die einzelnen Krankheitsbezeichnungen und Symptomenbilder nicht vom Standpunkte des heutigen Klinikers aus wörtlich gewertet werden; Paracelsus ist ein Sohn seiner Zeit, und wenn auch sein Wissen das seiner medizinischen Zeitgenossen turmhoch überragte, so konnte er eben doch nicht alle Grenzen der damaligen medizinischen Erkenntnisse überspringen. Das gleiche gilt von den mineralogischen und chemischen Begriffen und Deutungen, von der Pharmakologie und Therapie. Wir dürfen die Ausführungen des Autors vielmehr nur nach dem Maßstabe seines Jahrhunderts beurteilen und müssen die geschilderten Beobachtungen unter diesem Gesichtswinkel würdigen.

Nachdem die einzelnen Bücher abgeschlossene Gebiete behandeln, kann im folgenden jedes Buch für sich betrachtet werden; dem Auszug jedes einzelnen Buches sollen kurze Erläuterungen folgen, soweit sie nötig sind, um das Verständnis zu erleichtern und dem Fernerstehenden einige Begriffe von den Lehrmeinungen und Ideengängen unseres Autors und ihre Auswirkungen auf die nachfolgenden Ärztegenerationen zu geben.

I. Buch: Von der Bergsucht (Berg-Lungensucht).
Forberger: De morbis fossorum mineralium.

I. Traktat: Über die Herkunft der Bergsucht. Forberger: De similitudine peripneumoniae et morbi metallici.

Kap. 1. Wenn die Bergsucht beschrieben werden soll, muß zunächst von der altbekannten Lungensucht (Pneumonia) gesprochen werden; denn die Bergsucht beruht auf den gleichen Ursachen; beide Krankheiten unterscheiden sich „allein im Element vnd der Statt halbē vnd wachsen einen gleichmäßigen Proceß". Wie die Lungensucht zunächst die Lungen befällt und dann weiter im Körper sich verbreitet, so auch die Bergsucht. Daher wird auch zunächst von der Lungensucht gesprochen, sodann folgen die Erörtungen über die Bergsucht. Die Bergleute im Erzbau leiden nämlich, wenn sie mit dem Graben, Schmelzen und Waschen von Gold, Silber, Salz, Alaun, Schwefel, Blei, Kupfer, Zinn, Eisen, Quecksilber beim Sieden von Vitriol beschäftigt sind, an eigenartigen Störungen der Lungen, des Magens und Darmes; sie heißen dann „bergsüchtig". Von diesen Krankheiten ist aber bei den alten Scribenten nichts zu finden. Deshalb soll sie im Folgenden beschrieben werden.

Kap. 2. Die Ursache der „Lungensucht" ist die in die Lunge eindringende „verdorbene Luft", auf welche alle Lungenkrankheiten, Fieber, Geschwür, Schwindsucht, Kurzatmigkeit, Husten, Keuchen und dergleichen zurückzuführen sind, ähnlich wie durch verdorbene Speisen Krankheiten des Magendarmkanals erzeugt werden[1]. Der Zustand

---

[1] Bei Huser: Jedes Element hat einen eigenen Magen im Leib, und im selben Magen muß die Element verzehrt werden: also verzehrt sich die Luft in den Lungen. Und wie der Magen seine Speise verdaut, und zu einem Teil dem Körper abgibt, zum anderen Teil „schütt er von ihm", so wird auch die Luft z. T. „verzehrt", z. T. ausgeatmet.

dieser für die „Ernährung der Lungen" unentbehrlichen Luft ist jedoch abhängig vom „Chaos" (d. h. von den klimatischen Verhältnissen); dieses wiederum wird von den „Gestirnen" beeinflußt; letztere haben demnach auch Einfluß auf die Lungen. „Nun regirt sich der Chaos auß krafft der Sternen: Wie nun dieselben uber jhn herrschen, also ist er: Vnd wie dieselbig arth des geregirten Chaos dem Lufft geben wirt, also imgrimirt sie sich in den Lungen." Nun gibt es aber zweierlei Art von Luft; nämlich über und unter der Erde, ähnlich wie es auch Nährpflanzen gibt, die über und unter der Erde wachsen. „Also scheiden sich die Na̅men nach jhren Elementen, nemlich Lungsüchtig in denen, so auff der Erden seind, vn̅d Bergsüchtig in denen, so in der Erden sind." Die Luft über der Erde steht unter dem Einfluß der „Gestirne" [d. h. des Klimas]: diese macht die Lungensucht — die Luft unter dem Erdboden steht unter dem Einfluß der Mineralien: diese erzeugt die Bergsucht. Ähnlich wie z. B. der Arsenik tödlich krank machen kann, so vermögen dies auch die Gestirne.

Kap. 3. Wie das Fleisch beim Kochen seine Kraft an die Brühe abgibt und diese dann in den Magen aufgenommen wird, so geben die „Gestirne" ihre Ausstrahlungen (es wirkt dabei besonders das „Element Feuer", welches die Atmosphäre zum Kochen bringt) an die Luft ab und diese „verdorbene" Luft wird in die Lunge aufgenommen. So kommt also als Ausfluß der Gestirne die „Pestilenz" durch die Luftröhre in die Lunge und macht dort die Lungensucht; und wenn Gott es von Anbeginn an nichts anders bestimmt hätte, könnte niemand gesund bleiben. Diese verdorbene Luft enthält nämlich Stoffe, die sich in den Lungen ausscheiden und koagulieren — ähnlich wie an einem Weinfaß, wenn der Wein abgelassen ist, der Weinstein haften bleibt, der ein Gemisch von Merkurius, Sulfur und Sal darstellt. Die gleichen Stoffe schlagen sich auch in den Lungen nieder. Ebenso wie von diesen vorher im Wein nichts zu sehen war, so war auch vorher in der Luft nichts davon wahrnehmbar.

Kap. 4. In gleicher Weise, wie dies eben von Lungensucht als Auswirkung des „Hi̅mels und Chaos" geschildert wurde, entsteht die Bergsucht; hier gehen von den Mineralien Ausstrahlungen aus „mit der Kraft des Elementes Feuer"; diese „mineralischen Impressionen"[1] werden mit der Luft eingeatmet und bleiben als Tartarus (mit seinen 3 Bestandteilen Merkurius, Sulfur und Sal) in den Lungen hängen. Wer die „irdische" Lungensucht kennt, der kennt auch die „unterirdische" Bergsucht. Wie der tüchtige Arzt daher die Ursache der ersteren, d. h. alle „Gestirne" und ihre Wirkung auf die Atmosphäre kennen muß, so muß er auch die Ursache der letzteren, d. h. die Mineralien und ihre Ausflüsse kennen. Diese „unterirdische Luft" wird zunächst nur von den „Erdmenschen" (Pygmaeen[2]) und „Nymphen" geatmet, dann aber auch von den Menschen, die sich zu Inwohnern

---

[1] Impressio = fructus inuisibilis ut stellarum non Solis et Lunae quae videntur (Baillif).

[2] Vgl. darüber in den „Archidoxen" und „Libris Paramiris"!

der Berge machen, d. h. unter Tag beschäftigt sind; letztere brauchen
aber zur Atmung auch noch „oberirdische" Luft, die sich mit der
„unterirdischen" Luft mischt; so kommt die letztere in die Lungen
der Menschen, wo sie die Bergsucht macht.

II. Traktat: Über die Entstehung der Bergsucht. Forberger: De origine morbi metallici.

Kap. 1. Die letzte Ursache der Lungensucht, des Hustens und
Keuchens x. sind gewisse Arten von Nebeldünsten, die aus der Milch-
straße stammen. Derartige Nebel (Dünste), und zwar noch viel stär-
kere, entstehen auch unter Tag, nämlich aus den Mineralien. „Jetzt
ist dz Miner eines solchē Nebels auch ein vrsach: vnd die erkanntnuß desselben Miners gibt die erkanntnuß der Heylung"... Ähnlich
wie die Dünste machen auch Regen, Reif und Winterskälte das Keuchen und Reißen[1]); auch diese Schädlichkeiten finden sich unter Tag.

Kap. 2. Was den Einfluß von Erhitzung und Erkältung auf die
Lunge betrifft, so macht eine starke Abkühlung der erhitzten Lunge
das „Keuchen", ähnlich wirkt auch die Aufnahme saurer und süßer
„träncker" (Getränke). Eine derartige Kälte ist auch beim Bergbau
vorhanden; die Bergleute erhitzen sich bei der Arbeit und unterliegen
der Abkühlung, wenn sie zu arbeiten aufhören. Wenn auch die Kälte
zunächst nicht empfindlich ist, so ist sie doch vorhanden und gelangt
zur Wirkung. Aber auch Säure ist dort verborgen „ähnlich wie die
Säure der Schlehe unter ihrer Haut"; sie stammt vom Vitriol und
vom Alaun. Das gleiche gilt auch von der „Süße", die ebenfalls im
Berg verschlossen ist, wie in einer Johannisbeere. Diese sauren und
süßen Emanationen verbinden sich mit der Luft, werden so „genossen"
(eingeatmet) und schädigen die Lungen.

Kap. 3. Auch „die Feiste" (Fettdunst, brennbarer Dampf) macht
Heiserkeit; „dann so die Lung sich belustigt mit Feißte, so muß sie
auch desselben schaden erwarten". Solche „Feiste" gibt es auch unsichtbar „im Chaos"; sie ist gleichbedeutend mit Sulfur, der sich in
der Luft sowohl über Tag wie unter Tag vorfindet. Beide Arten von
Luft sind mit Sulfur beladen; wenn dieser in die Lungen gelangt, so
hängt er sich dort an „wie Harz am Baum". Je nach Art der Erz-
adern werden vielerlei derartiger „Ausschwitzungen" in den Lungen
verursacht; diese sind mit die Ursache der Bergsucht, da die Lunge
sie nicht „zu verdauen" vermag; ähnlich wie der Magen krank wird,
wenn er etwas nicht verdauen kann, so auch die Lunge.

Kap. 4. Außerdem ist in der Bergatmosphäre noch der „Merkurialische Rauch, der die Luft dick macht und ihr die Durchsichtigkeit
nimmt." Es gibt davon 2 Arten, einen unveränderlichen, der aufsteigt
wie Arsenik und schwere Heiserkeit macht und einen, der sich „nach der
täglichen Konstellation" ändert, d. h. je nach den verschiedenen vor-
handenen Mineralien. „Was in der betreffenden Stelle liegt, das geht

---

[1]) Architectus schreibt: Reißen, Forberger: convulsiones, Huser:
Keuchen.

in die Luft über." Wie der Astronom weiß, unter welchem Sternbilde jemand steht, so weiß auch der Philosophus (Naturkundige), welche „Konstellation" in einem Berge ist. Diese muß daher auch der Arzt kennen nach Anwesenheit und nach Wirkung. Die Bergsucht ist eine Verharzung der Lunge, entstanden aus den Emanationen der Mineralien. Verschiedene Mineralien kommen hier in Betracht, die schädigend wirken können durch Bildung von Merkurius, Sulfur oder Sal: Verbindung des Bleis, Quecksilbers, Kupfers, Zinks, Arsens, Wismuths, verschiedener Erden und dergleichen. Diese Emanationen sind Spiritus (flüchtig bzw. gasförmig); die Luft ist „nach inhalt genaturt derselben Region". Die Erze bzw. Mineralien geben Ausdünstungen von sich, „ähnlich wie vom Mund die Stimme ausgeht"[1]).

Kap. 5. Im besonderen wirken die Merkurius-Ausdünstungen wie Ruß (Fuligo)[2]), die des Sulfur wie Harz, die des Sal als Tartarus; demnach bestehen drei Abarten von Bergsucht. Weiterhin verändern sich je nach Gegend auch die Eigenschaften der Mineralien, ähnlich wie die der Pflanzen. Die Einflüsse der Mineralien sind ähnlich denen der Gestirne; wer das Eine kennt, weiß auch mit dem Anderen Bescheid. Darum muß der tüchtige Arzt sowohl in der Astronomie als auch in der Philosophie (Naturkunde) erfahren sein.

III. Tractat betr. das „Wesen" der Bergsucht. Forberger: De effectu et signis morbi metallici. Huser: „Von der Erzeigung und Wesen des eussern und inneren Leibs, zusammen wie die Kranckheit gemacht wird."

Kap. 1. Erze bzw. Metalle brauchen wir und daher müssen wir Leben und Gesundheit daran wagen, da nun einmal überall in der Natur Gutes und Böses beisammenliegt. „Zugleicherweiss wie der Krocodill durch seinen Athem den Menschen verderbet, vnd tödtet: Also auch tödten vns die Dünst solcher Mineralien." Sache des Arztes ist es, hierbei das dem Menschen Zuträgliche herauszufinden und das Böse, d. h. die Krankheiten, zu beseitigen. Ihm hat Gott die Erkenntnis gegeben, in der Scheidekunst Gutes und Böses zu trennen und im Bösen das Gute und Heilkräftige zu erkennen.

Kap. 2. Sowohl die Gifte als auch die Heilmittel bestehen aus Merkurius, Sulfur, Sal; in den Ausdünstungen der Erze und in den beim Schmelzen der Metalle entstehenden Gasen ist das gleiche Gift enthalten, aber auch das Heilmittel. „Der Dunst, so von dem Ertzt gehet, hatt derselbe Gifft arth in jhm, die im schmeltzen von dem Silber weichen." Zwar ist das eigentliche Gift in Substanz (der corpus) nicht da, aber die Giftwirkung (Bosheit) ist doch vorhanden, wie „die Rose durch ihren Geruch allein ohnmächtig machen kann, ohne daß die Blume selbst eine Änderung erfährt". Allerdings besteht ein Unterschied, ob die Metalle usw. innerlich aufgenommen werden oder ob

---

[1]) Der Schlußsatz fehlt bei Huser.
[2]) Fuligo = metallorum mercurius (nach dem Onomasticon von Bodenstein bzw. von Baillif; vgl. Literaturnachweis).

nur ihre Dämpfe zur Einatmung gelangen; erstere wirken viel akuter. So macht z. B. Arsen, wenn es eingenommen wird, einen schnellen Tod; wenn aber nur die Dämpfe eingeatmet werden, so dauert die Krankheit nicht 1 Stunde, sondern 1 Jahr lang. Ähnlich ist es auch z. B. beim Realgar. Was das corpus, d. h. die feste Substanz in 10 Stunden wirkt, das machen die eingeatmeten Dämpfe erst in 10 Jahren, und zwar unter viel leichteren Krankheitszeichen. Es ist daher nötig, erst die akuten Vergiftungen durch die Metalle richtig zu kennen, um daraus auf die mehr chronisch ablaufenden Inhalations-Vergiftungen zu schließen. „Also werden die zeichen erkennt / als ein Exempel: Die einnemmung des Realgars macht ein aussgedörte Lungen / auss welcher dürre der Athem verwandlet wirt / hiemit ein Keichen / auch mit einer entferbung im angesicht: machts auch spalt und schrunden in der Lebern / mit demselbe laufft ein vnnatürlicher Durst / nagt vñ zermahlt die Falt im Magen / dass sie wie ein Rinden an einem Baum abschifert: vnd mit demselbige / trucken im Grübli / eine schwere harte Dewung. Auff solches nachfolgend vil zufallend Hitz / klopffen vñ zittern am Hertzgrueblin: demnach ein außschlahē in allen Glidern auff solches die Breuni / vñ ein mitlauffende Hauptsucht." Bergleute, die an derartigen Vergiftungen leiden, sind außerdem aber für die gewöhnlichen Krankheiten besonders empfänglich. „Solche inficierte Bergleut sind leichtlich nach den Leuffen des eussern Himmels zu allen Himmlischen krankheiten gefürdert."

Kap. 3. Dabei treten verschiedene Vergiftungssymptome auf; es lassen sich dabei verschiedene Gruppenwirkungen auseinanderhalten, so der Arsenikalien, der Antimonium-Gruppe, der Alkali-Gruppe. „Dermassen auch sollen jhr wissen / das vnter dem Namēn Alkali viel Mineralia jhre Spiritus treiben in Menschen / giffts weise: So ist doch das Capitel / vnter dem Nammen Alkali, welches tödtūg sich also erzeugt: Macht engen Athem / vnd stincken auß dem Mundt / wirffet vil Koders auß / vil brennen vnd Sodt / gleich als obs im Mage sey / macht auch dem Magen eine durchflüssige Natur / vil Grimmen / reissen im Bauch / doret auß / feulet die Lungen vnd den Magen hinweg / spaltet die Leber vñ Miltz / schmeltzt die Nieren / scherfft den Harn: durch sein aufffressen feulets die Region der Nieren / treibt pollutiones, auch Blut / durch den Harn: vnd wo an solchen örtern vnnd glidern Kranckheiten ligen / die bewegts vnd treibts herfür. Vnder das Alkali gehören die Species des blawen vn weissen Vitriols: vñ die drey species Aluminis, Gemmae, Silicis, vnd was dergleichen jhnen anhengig ist." Wie Realgar, so wirken alle Arsenikalien und Operment; zur Antimongruppe gehört Marcasita, Cachimia, Talk und Ocker, zur Alkaligruppe blauer und weißer Vitriol, 3 Arten Aluminis (rochus, scissus, plumosus), Sal communis, Gemma, Silicium usw. Aber auch von Gold, Silber, Eisen, Kupfer, Zinn usw. gibt es ein Realgar, ein Antimon und ein Alkali[1]).

---

[1]) Alumen plumosus = sulfur albus non urens; Al. rochus = roher Alaun. Marcasita = goldtküs (Pyrites, Gold- oder Glanzkies). (Bodenstein.) Sal gem-

Allerdings zeigen die genannten Mineralien gewisse Unterschiede je nach Gegenden des Vorkommens. „Dann die augen beweisen grossen vnterscheidt in denselben Simplicibus: dann die Vngerisch Region / auch die Steyrisch / fallen vngleich in jhrer anzeigung / vnnd beschliessen doch am letsten mit gleichen Metallen: Also auch die Etschbirg / (vnd die) Inischenbirg[1]) fallen in ein ander Glaß / gegen dem hohen Meissnischen Birg[2]): vnd also auch von anderen zuverstehen ist. Vnd wiewol sie sich neher scheiden vnd abtheilen / dann gemelt ist / als Rauriß vnnd Gastein / als Lintzgaw vnd Bangaw: vnd noch neher / als zwen Stollen neben einander: Solches wirt alles befohlen der Erfarenheit / ohne welche in diesen kranckheiten kein verstand mag sein.“

Kap. 4. Für die Praxis sind jedoch diese zahlreichen Einzelheiten weniger wichtig; denn die Erze enthalten alle auch zugleich ihre eigenen Gegengifte. Die bösen und guten Wirkungen sind beisammen; das Böse macht krank, das dabei befindliche Gute heilt jedoch alle zugehörigen bösen Wirkungen. Wenn der Arzt für jedes Leiden Diät und Rezept gesondert ausfindig machen wollte, würde dies sehr langwierig werden; wenn man aber das in der Noxe enthaltene Arkanum (Heilmittel) anwendet, braucht man sich vor den allzuvielen Krankheiten nicht zu fürchten. Gold enthält z. B. das Arkanum für alle Golderz-Bergleute, Blei für alle, die mit Blei beschäftigt sind. Was bei der Hände Arbeit schädlich wird, das kann auch durch unsere Hände wieder zum Heilmittel werden. Was aber derartige Heilmittel nicht heilen, das ist unheilbar; denn wie bestimmte Verletzungen unrettbar zum Tode führen, so können auch gewisse Mineralien „die Glieder des Lebens durchdringen“ wie tödliche Verwundungen,

IV. Traktat. Über die Heilung der Bergsucht. Forberger: De cura morbi metallici. Cap. 3. De praeservativo iuventutis. Cap. 4. De praeservativo putrefactionis membrorum. Cap. 5. De ratione diaetae. Cap. 6. De cura asthmatis supra et infra terram. Cap. 7. De cura trium specierum morbi metallici ex arcanis. Cap. 8. Conclusio libri primi de morbis metallicis.

Kap. 1. Langatmige Ausführungen sind hier nicht nötig; denn „Worte machen nicht gesund und sind auch beim Kranken nicht beliebt“. „Ein richtiges Können gibt sich ohne viel Maulwerk zu erkennen.“ In der Hauptsache muß jeder Arzt nach seiner eigenen Überzeugung vorgehen, zumal die Arzneimittellehre nicht fest umgrenzt ist.

Kap. 2. Das erste ist die Vorbeugung; sie muß schon einsetzen, bevor die Bergleute in die Grube kommen. „Erstlich fürzukommen denselben Ertzgeisten, auff daß sie ohn inficirt lassen jren Ertzmann:

---

mae = purissima et pellucida species, quae nulla alia praeparatione, nisi comminutione opus habet. Dav. Franz. Hezel: Dissert. inaug. med. Altdorf. 1781. „De valitudine Salis coctorum.“ (S. 5.)

[1]) Architectus: Ottspurg und Imschenburg; Forberger: Ottospurgum et Inschenburgum.

[2]) Architectus: Hohen Mixmischburg; Forberger: Altomixmischburgum.

vnd dz wirt angefangen, vor dem vñ sie dem Berg vñ den Ertzgeisten vnderworffen werden." Weiterhin muß verhütet werden, daß der Organismus von den Erz-Emanationen angegriffen wird; denn wenn die Organe einmal geschädigt („in Fäulnis gebracht") sind, gibt es keine Heilung mehr. Sodann müssen sich die Bergleute widerstandsfähig erhalten. Endlich ist noch von der Behandlung der Bergsucht zu sprechen.

Kap. 3. Zunächst die Vorbeugung, das „Praeservativ der Jugend". Die Ausdünstungen der Erze können wir nicht beseitigen, ebensowenig wie die klimatischen Einflüsse. Aber wie wir uns gegen Regen und Sonne durch ein Dach schützen, so können wir uns gegen diese Ausdünstungen vorbeugend schützen durch die Essentia Tartari, die monatlich eingenommen wird unter gleichzeitigem Schwitzen. Je nach ärztlicher Anordnung genügt es auch einmal im Halbjahr. Noch besser ist perlatum auri (Goldperlen).

Kap. 4. Bei schon bestehenden Krankheitserscheinungen („Fäulnis") ist am besten der innerliche Gebrauch von Manna aus Balsam-Arten. „Denen aber so in die Feulung / wie obgemeldt / gefallen seindt / denselben ist Manna Calabrina Perlata, am besten. Nuhn ist Manna ein jedliche Süssi / die auß den speciebus Balsami: Darumb ist die arth vnd krafft da / das sie nicht faulen lest. Durch diese Manna muß der Leib erhalten werden vor der Feulung / vnnd allein wiederstehn dieser Bergsüchtigen zerbrochnen Feulung. Nuhn ist forthin noch diese Manna zu entdecken: Vnd ist eine in Vitriolo, eine in Vrtica, Auch eine in Magnete: Dieser dreyen Manna seindt die Balsam / die hie die Feulung / wie angezeigt ist / prae seruieren." Folgt eine ausführliche Anleitung zur Herstellung dieser Heilmittel und Dosierung.

Kap. 5. Weiterhin muß die Diät der Bergleute erörtert werden; diese muß eine andere sein als wie bei Arbeitern über Tag; sie muß der Arbeit unter Tag bzw. der dortigen Umwelt (Klima, Luft usw.) entsprechen. Der Mensch ist nun zwar auf die über Tag übliche Nahrung eingestellt, diese muß er einnehmen, um sich zu erhalten. Um aber auch den Bedingungen „unter Tag" gerecht zu werden, muß er die Speisen möglichst stark salzen, und zwar mit Salz, das aus dem Salpeter bereitet wird, „so in den Bergen wächst"; ferner sollen sie als Gewürz benützen das Salz, das aus dem Alumen gesotten wird.

Kap. 6. Was die Behandlung der Berglungensucht selbst betrifft, so müssen hier die Fingerzeige der Natur beachtet werden, die uns die entsprechenden Arkana weist; „so gehört darzu / das die Scribenten mit sampt jhrer gloß nit allein glaubwürdig anzunemmen / sondern auch weiter der Natur nachzugründen / auß welcher die recht Lehr vñ Underricht kommt." Im allgemeinen sind hier dieselben Medikamente gebräuchlich wie bei der (oberirdischen) Lungensucht, zumal der Mensch ein Wesen ist, welches über Tag und unter Tag lebt. Darum kann er auch die Heilmittel benützen von der oberen und unteren Art und Herkunft. Bei jedem „Asthma", das noch nicht in Fäulnis übergegangen ist, wirkt sehr gut Aqua panis porcini. Es erzeugt in den

Lungen, ebenso im übrigen Körper, eine Diaphorese, als deren Folge die Krankheitserscheinungen weichen und weder Mucilago oder Resina oder Tartarus haften bleiben.

Kap. 7. Was im besonderen die Metallwirkungen betrifft, so ist die Hauptsache ebenfalls das Schwitzen. Beispielsweise bleibt auf der Haut weder Tartarus noch Bitumen noch Alkali hängen, wenn von Innen heraus reichlich Schweiß getrieben wird. Das gleiche gilt auch von den inneren Organen, „so mit solchen drey stücken behencht seind", mit Realgar (Ruß), Antimon (Schleim) oder Alkali (Tartarus). Man muß also aus den Mineralien die entsprechenden drei Heilmittel extrahieren, welche die Luftwege tüchtig zur Diaphorese bringen, wodurch die drei auf ihnen liegenden Ausschwitzungen abgeschwemmt werden. Diese spezifischen Heilmittel sind nur in den Mineralien (Erzen) enthalten, und müssen aus dem Gold und anderen sechs (sieben) Metallen hergestellt werden. Bezüglich der Ausführung ist auf das „Buch der Bereitung, da de morte rerum traktiert wird", zu verweisen, wo ausführliche Anweisungen gegeben sind.

Kap. 8. Die bisherigen Ausführungen über die Bergkrankheit und ihre Eigenart werden manchen Ärzten fremd und schwierig erscheinen; trotzdem müssen diese Kenntnisse von der Naturkunde und Heilkunde weiter verbreitet werden. Allerdings mag sich mancher Leser darüber beklagen, daß die Arzneiverordnung in den letzten Abschnitten nur sehr flüchtig gestreift wurde. Dies ist jedoch mit Absicht geschehen; denn ein Versagen fällt immer den „Heilmitteln" zur Last, zumal viele Ärzte nicht den nötigen Verstand haben. Ihnen sei entgegnet, daß für die „Bergkundigen", die es wirklich angeht, genug gesagt ist. „Ein Seidensticker kann einen Seiler mit seinen Stricken nicht zu seinesgleichen machen." Darum soll für jeden vorgetragen werden, was ihn angeht; hier handelt es sich um die „Bergkrankheit", also soll auch diese Schrift nur für die Bergwerke bestimmt sein, wo sie schon verstanden wird.

Bemerkungen zum I. Buch.

I. Traktat. Unter Bergsucht versteht Paracelsus also eine schwere Erkrankung der Lungen, ähnlich der „Lungensucht", die zunächst durch „klimatische" Einflüsse hervorgerufen wird. An diesem Leiden erkranken die Bergleute unter Tag wegen der dort herrschenden Kälte und Feuchtigkeit, besonders wenn sie vorher erhitzt waren. Tatsächlich besteht diese Gefährdung beim Bergbau in hohem Grade; die Krankheiten der Luftwege sind auch heute noch bei diesen Berufsgruppen erhöht. Daß der Autor als letzte Ursache siderische Einflüsse hereinwirken läßt, entspricht den Anschauungen seiner Zeit. Allerdings sind diese nicht als „Konstellation" im astrologischen Sinne aufzufassen, sondern als „Emanationen". Nach der Weltanschauung des Paracelsus ist der Mensch ein Produkt der Natur, und die ganze Natur wirkt auf ihn ein. „Das Gestirn ist der Vater des Menschen, und vom Gestirn ist der Mensch. Nun gehet alle Infektion im Gestirne an, und von diesem geht es auf den Menschen über." (Paragran. I.) An anderer Stelle bemerkt Paracelsus: „Also mercken nun, welche Astra vergifft sind, die beflecken den Lufft mit jhrem Gifft: Also wo das Gifft hinkompt, am selbigen ohrt werden dieselbigen Kranckheiten nach der eigenschafft desselbigen Sterns . . . Also ist es auch mit der güte der Astren." „Wir beschuldigen ein jedtlichen Planeten vnd Sternen, so derselbig in seiner Exaltation ist, das er durchtringet das M. vnd dasselbig nach seiner Exaltation naturet. Also etliche zu fast Saltzen das M., ettliche zu fast Arseniciren, andere Sulphuriren, andere Mercuriren. Dann jhre Exaltationes sindt vnser gifft oder glück in vnsern Cörper . . . Desgleichen also auch von andern geschlechten der gifften im M. durch die Astra herabgegossen, wie dann Virtutes stellarum aussweisen, werden nit allein die fisch vnd menschen vergifft, sondern die frücht der Feldern vnd alles was do lebet." (Paramirum.)

Dabei bedeutet das M. (nach Hartmann S. 97) „Alles", den Makrokosmos und Mikrokosmos. „Die ganze Natur ist der Universalmensch oder der Makrokosmos, der individuelle Mensch ist der Mikrokosmos oder die kleine Welt, und zwischen beiden findet ein beständiger Austausch von Kräften statt. Beide stehen in gegenseitiger Beziehung zueinander und wirken astralisch und geistig aufeinander ein." Andere Autoren deuten das M. als Meteora oder Mare magnum = das Luftmeer, die Atmosphäre. „Darumb auß dem volgt, das der Arzt das wissen soll, das im Menschen sind Sonn, Mond, Saturnus, Mars, Merkurius, Venus vnd all Zeichen, der Polus Archicus vnd Antarcticus" usf. (Paragran. II. 211.)

Diese „astralischen Einflüsse" beeinflussen die Zustände des „oberen Firmaments", d. h. des Klimas, worunter Paracelsus alle Zustände der Atmosphäre einbegreift. Diese Einflüsse sind verantwortlich für Hitze und Frost, für Trockenheit und Nässe usw.; sie wirken ununterbrochen auf den Menschen ein und erzeugen Krankheiten; allerdings ist dabei eine gewisse persönliche Empfindlichkeit notwendig. „Welcher Mensch der ist, der also genaturt ist, auß seim natürlichen Blut, demselbigen Dunst widerwärtig, der wird krank: der aber nicht wider das genaturt ist, dem schadets nichts." (Paramirum I. 7.) Die Kenntnis des „oberen Firmaments", d. h. der meteorologischen Vorgänge, der klimatischen Verhältnisse und ihrer Einflüsse auf die Lebensbedingungen der Menschen (von Paracelsus „Astronomie" genannt) ist daher für jeden Arzt sehr wichtig. „Die Astronomie ist die zweite Säule der Arzney." (Paragranum 2. Tr.); sie bedeutet nach des Paracelsus Anschauung die Kenntnis der kosmischen und meteorologischen Zustände und Vorgänge hinsichtlich ihres Einflusses auf das Befinden der einzelnen Individuen und die Entstehung von Krankheiten und Epidemien. Paracelsus spricht weiter davon, daß unter dem Einfluß der Gestirne das „Element Feuer die Atmosphäre zum Kochen bringt und verdirbt". Nach seiner Lehrmeinung besteht die Luft aus Wasser und Feuer, wobei ersteres durch die Feuerwirkung in Luft (Dampf) übergeht. „Da sehet ihr, daß die Luft ein Körper des Firmaments ist, obgleich wir sie mit den Augen nicht sehen, und in der Luft ist das Element „Feuer“, welches wir nicht mit unserm irdischen Verstande begreifen, aber aus seinen Wirkungen erkennen. Das Äußerliche und Körperliche wird durch die Sinne wahrgenommen, das Wesen der Dinge selbst nur durch die Philosophie erkannt.“ Paragranum I.

Dabei läßt Paracelsus schon jetzt einen anderen Ideengang hereinspielen, wenn er gleichzeitig von den Einflüssen der Metalle spricht; er weist damit schon auf die Giftwirkungen hin, die bei Gewinnung verschiedener Metalle eine erhebliche Gefährdung bilden und die in den späteren Büchern noch eingehend erörtert werden. Dies geht wohl aus dem Beispiele des Arseniks hervor, ferner aus der Angabe von Magen- und Darmleiden (Blei?), endlich wohl auch daraus, daß Paracelsus auch die mit der Aufbereitung der Erze beschäftigten, also über Tag tätigen Arbeiter hier mit erwähnt. Es ist also keine einheitliche Ursache, welche die Bergsucht auslöst, sondern es sind sowohl klimatische Einwirkungen als auch giftige Dämpfe bzw. mineralische Ausdünstungen. Ebensowenig einheitlich erscheint auch das Krankheitsbild, welches von Paracelsus als Bergsucht bezeichnet wird. Im Vordergrunde stehen allerdings die Erkrankungen der Lungen (Tbc., chronische Bronchitis, Staublunge usw.); Paracelsus hatte eben wiederholt gesehen, daß die Arbeiter an schweren inneren Erkrankungen mit hauptsächlicher Beteiligung der oberen und tiefen Luftwege litten, daher die Analogie mit der Lungensucht, die dann auch in der ätiologischen Erklärung fortgesetzt wird. Dazu kamen schwere allgemeine Abmagerungen und vorzeitiger Verfall bzw. Tod. Allerdings werden außerdem auch andere Symptome angegeben, die als Zeichen von Metallvergiftungen zu deuten sind (vergl. später!). Jedenfalls ist das Krankheitsbild der Bergsucht wie ihre Ätiologie noch ziemlich verschwommen. Diese Unklarheit hat sich auch bei den späteren Ärztegenerationen — noch bis ins 19. Jahrhundert hinein — erhalten. Es erscheint daher nicht uninteressant, die Anschauungen der maßgebenden Ärzte über Wege und Ursachen der Bergsucht bzw. Bergkrankheit kurz zur Kenntnis zu nehmen.

Meine Bemühungen, aus der Zeit vor Paracelsus einschlägiges Material beizubringen, waren bisher ergebnislos gewesen; ich glaube daher zur Annahme berechtigt zu sein, daß der Begriff der „Bergkrankheit“ vor Paracelsus in der medizinischen Literatur noch nicht üblich war und erst von Paracelsus geprägt wurde. Ursinus (siehe später) stellt dies direkt fest. Die späteren medizinischen Schriftsteller fußen demnach im wesentlichen auf den Angaben unseres Autors.

Georgius Agricola[1]), dessen Werk „De re metallica“ im Jahre 1556, also vor Drucklegung der Paracelsus-Schrift, erschien, kennt den Begriff der „Bergkrankheit“ noch nicht; er schildert zwar die verschiedenen Gefährdungen und Erkrankungen, denen die Bergleute und Hütten-

---

[1]) G. Agricola: De re metallica libri XII. Basel 1556. — Verf. lebte 1490 bis 1555, war erst Rektor in Zwickau, studierte dann Medizin, praktizierte in Joachimstal und Chemnitz.

arbeiter ausgesetzt sind, spricht aber noch nicht von der „Bergsucht“ als spezifischer Berufskrankheit. — Das gleiche finden wir in der späteren Schrift „Mundus subterraneus“ des gelehrten Jesuitenpaters Athanasius Kircher[1]), der als Nichtarzt sich im wesentlichen auf Agricola stützt und dessen Angabe zum Teil wörtlich wiedergibt. Nur bei der Therapie machen sich bereits Paracelsische Einflüsse bemerkbar. — Anders jedoch bei Martin Pansa[2]), dem Stadtarzt von Annaberg, der im Jahre 1614, also nach Paracelsus, sein Schriftchen über die Erkrankungen der Berg- und Hüttenleute herausbrachte. Pansa spricht bereits von der „Bergsucht“, der „giftigen Lungensucht“, mit Husten, Auswurf, Kurzatmigkeit, körperlichem Verfall usw., verursacht durch klimatische Einflüsse, durch die Ausdünstungen der Berge, „durch Brodem und Dünste, so die Menschlein und Lichtlein von sich geben,“ durch giftige mineralische Dünste, d. i. „bösen Schwaden“.

Wenige Jahre später (1652) schreibt Ursinus[3]) darüber im 1. Kapitel seiner Abhandlung: Von dieser Lungenerkrankung (Peripneumonia) werden in erster Linie die Bergleute, dann aber auch die Hüttenarbeiter befallen. Man kann zwei Arten unterscheiden, eine, die nichts mit Gift zu tun hat, die also „ab humoribus“ kommt — Paracelsus nennt diese auch die „Farbsucht“ (quod vocabulum tamen genericum potius est et „Bergsucht“ lingua vernacula indigitat[4])) — und eine andere, die durch Giftwirkung zustande kommt: pulmonia venenata, orta ex diversis vaporibus mineralibus intra et extra terram, aut sponte generatis aut a calore ignis provocatis ($\mu\varepsilon\tau\alpha\lambda\lambda o\nu\acute{o}\sigma\eta\mu\alpha$). Die Hauptsymptome sind Husten und Atemnot. Dazu kommen ätiologisch noch in Frage Staubeinatmung, Erkältung, Überanstrengung, Trauma u. dgl. Allerdings gibt Ursinus zu, daß die „giftige“ Lungenerkrankung weniger klar ist, daß sie vor Paracelsus überhaupt nicht bekannt war.

Stockhausen[5]) definiert die „Bergsucht“ als „schwerer Atem und Brustkeuchen mit bösem harten Husten und ziemlicher Heiserkeit, welche Affektionen gemeiniglich in eine tödliche Schwindsucht degenerieren und also den Menschen ums Leben bringen.“ Daneben finden sich jedoch auch andere Symptome, welche als Zeichen von Metallvergiftungen u. ä. zu deuten sind; vgl. später! Als Ursache der Berg-

---

[1]) A. Kircher: Mundus subterraneus. In libr. XII. digestus. Amsterdam 1665.

[2]) M. Pansa: Consilium peripneumoniacum oder Ein getreuer Rath in der beschwerlichen Berg- und Lungensucht, darinnen verfaßt, was die fürnehmsten Ursachen seyn derley Beschwerungen, beydes des giftigen, die vom Bergwerk entstehet: so wohl der gemeinen, die von den Flüssen herrührt: zuvor aber wie der Mensch mit der kleinen Welt und mit dem Bergwerk artlich zu vergleichen und wie beyderley Suchten zu vertreiben seyn: Gedruckt zu Leipzig bei Lorenz Kober, in Verlegung Thomae Schürers Buchhändlers, im Jahre 1614. Vgl. A. Thiele: Martin Pansa, Sachsens ältester Gewerbearzt. Öff. Gesundheitspflege 1921, S. 348. — Weiteres über Pansa später!

[3]) M. L. Ursinus: De morbis Metalloriorum. Dissert. Leipzig 1652.

[4]) Ich konnte übrigens diese Bezeichnung bei Paracelsus selbst nicht finden.

[5]) Samuel Stockhausen: Libellus de Lythargyrii fumo noxio morbifico, genannt die Hüttenkatze usw. Goslar 1656. Appendix über die Bergsucht. — Vgl. darüber auch F. Koelsch im Zentralbl. Gew.-Hyg. N. F. 1924. S. 316.

sucht bzw. Bergkrankheit beschuldigt er Ausdünstungen der Berge bzw. die metallischen Dämpfe, Staub und Witterungsunbilden. Die Bergleute leiden mehr oder minder daran und nennen dies „Bergsucht", weil das Leiden besonders bei der Bergarbeit entsteht; andere nennen es (mit Gg. Agricola) „der Schwadt", entsprechend der Ursache, d. h. dem „Wetter" unter Tag (nebulae et fumi montani). Was die eigentliche Ursache betrifft, so nennt er „besonders dicken trüben Nebel und Berggewitter, viele wässerige Feuchtigkeit, allerlei Art Dünste der Erden und Metalle, vielerlei Dampf und Rauch, mancherlei Staub und Dreck, wunderlichen mineralischen bald sauren vitriolischen, bald süßen merkurialischen oder bitteren und schwefligen Gestank u. dgl." (Appendix S. 75/76.) Er empfiehlt, einmal im Geiste die Bergleute bei ihrer Arbeit in der Tiefe zu begleiten. Dort finden sich bald wärmere, bald kältere Temperaturen, bald Trockenheit, bald Feuchtigkeit, bald dicke, stark verunreinigte Luft (Nebel, Schwadt). Diese dicke Luft staut sich an und ist oft so stark, daß sie die Lampen der Arbeiter zum Erlöschen bringt. In manchen Gruben ist es auch im Winter so heiß, daß die Arbeiter nackt arbeiten. Aber trotzdem genügt diese warme Luft an manchen Stellen nicht, um die Feuchtigkeit aufzunehmen. Oft trieft alles vor Nässe; manche Gruben enthalten richtige Quellen, so daß entwässert und gepumpt werden muß. Auch die Beschäftigungsart bzw. die Schwere der Arbeit ist von ursächlicher Bedeutung. In manchen Gruben wird mit Schießpulver gesprengt, in anderen werden die Erzwände erst erhitzt und dadurch kalziniert, wonach sie sich leichter bearbeiten lassen. Dabei entsteht zunächst große Hitze; außerdem entsteht beim Brechen viel Staub, der die Arbeiter zwingt, Nase und Mund mit Tüchern zu verbinden. Bei Goßlar z. B. gewinnen die Leute große Mengen „Kupferrauch", der sehr viel Staub entwickelt, den ganzen Körper bedeckt und die Atmung stark belästigt. Außerdem kommt es zur Bildung von schwefliger Säure, Rauch und Ruß. Endlich finden sich Belästigungen durch angebrannten Schwefel oder Vitriol oder Alaun u. dgl. oder durch Metallerz-Dämpfe, durch die Dämpfe des Schießpulvers und den Staub der Metalle, besonders durch die Schwefeldämpfe, durch arsenikalische, merkurialische, antimonialische Dämpfe. Diese letztgenannten sind giftig, übertreffen an Wirksamkeit alle übrigen Dämpfe. So kommt es zu Schädigungen der Lungen, Heiserkeit u. dgl., d. h. zum Asthma; durch die dicke Luft wird der Luftwechsel gestört, die Atmung erschwert. Am meisten leiden die „Feuerwächter", von denen sehr wenige von der Krankheit frei sind.

F. Hoffmann[1]), der Hallenser Professor, hält ebenfalls daran fest, daß sowohl Metallausdünstungen und Metalldämpfe als auch Staubeinatmung das Krankheitsbild der „Bergsucht" hervorrufen können. In ähnlichem Sinne sprechen sich auch die zweifellos von Hoffmann beeinflußten Hallenser Dissertationen von Kochlatsch und Neumann

---

[1]) Friedr. Hoffmann: De metallurgia morbifera. Halle 1738.

(1721) aus[1]. — Weiter äußert sich über die Bergsucht A. v. Haller[2]:
„Est molesta tussis, abque febre, sicca, anhelosa, in phthisin degenerans, a fumis metallicis, pulveribus et foetore metallorum producta.“

Henkel (1745)[3] schreibt über die Bergsucht (1. Buch, 1. Kapitel) wie folgt: Die Bergsucht — Peripneumonia montana oder asthma montanum — ist nichts anderes als die bekannte Lungensucht, die evtl. später kompliziert ist durch „schwindsüchtiges Fieber“ (febris hectica). Sie macht „bergfertig“; beim Erkrankten „klopft der Bergmann (= Tod) an“. Die wichtigsten Symptome sind: „kurzer Athem, Husten, Keichen, Ängstlichkeit, Heischerkeit, Hitze, Abnehmen an Fleisch und Kräften, eyteriger und blutiger Auswurf, welcher manchmal mit einer Blutstürzung beschließet.“ „Die äußerlichen Ursachen oder Veranlassungen dazu sind 1. der Staub vom Gesteine und vom Erz, 2. der Mangel der Luft oder der so genannten Wetter, 3. bösartige Luft oder böse Wetter, und der so genannte Schwaden: hierzu kömmt 4. unter denenjenigen Ursachen, welche auch sonsten andern und denen meisten Krankheiten gemein sind, vornehmlich die übele Stellung oder Lage des Leibes, worinnen die Bergleute in der Grube der Arbeit obliegen müssen. In ätiologischer Beziehung hebt Verf. zunächst die langen Arbeitszeiten von 8—10—12 Stunden hervor, ferner die Zwangshaltung im Liegen („daher Krumbhälse genennet“). Die Lungen leiden besonders unter der Staubbildung des schwefel- oder arsenhaltigen usw. Erzes (mechanische und chemische Wirkung). Dazu kommen noch die Schwaden und Dämpfe von den Lampen und von Sprengschüssen. Giftige Metallteilchen werden auch durch verunreinigte Nahrungsmittel aufgenommen: Die Arbeiter sagen zwar, diese kleinen Giftmengen sind harmlos und machen nichts! „Allein, mein lieber Mensch, laß dir alle Tage und viele Jahre ein bißgen giftiges Erz in Magen fahren, laß es auch mit denen Speisen verwickelt wieder fortgehen, so bleibt doch immer etwas hängen, und wird endlich wohl so viel austragen, daß man genug daran haben kann; und hiernächst ist des Arsenics Heftigkeit so schnell, daß es langen Auffenthalts nicht gebrauchet, Fleisch und Blut zu vergiften. Oder man versuche es und lege bey der Grubenarbeit, vor trucknen Ort einen glatten Stein, oder eine Glasscheibe neben sich, so wird man mit Erstaunen sehen, wieviel Staub und Erz in einem engen verschlossnen Raum, da es nicht weit verfliegen kann, binnen sechs bis acht Stunden, auf einen nicht eben breiten Fleck sich zu sammeln pfleget. Ja ich komme zuweilen auf die Gedanken, ob es mit dem Erz im Magen nicht was schlimmeres als mit dem in der Lunge auf sich habe?“ Auch „entzündete und rauchende böse Materien“ kommen in der Grube in Betracht; „dahero

---

[1] St. A. Kochlatsch: De metallicolarum nonnullis morbis. Dissert. Halle 1721. — J. G. Neumann: De praeservandis metallicolarum morbis. Ebenda.
[2] Albr. v. Haller: Bibliotheka medicinae practicae. Tom. II, pag. 52.
[3] D. Joh. Friedr. Henkel: Medizinischer Aufstand und Schmelzbogen. Von der Bergsucht und Hüttenkatze usw. Dresden und Leipzig. Bey Friedr. Hekel. 1745.

riechet es um ihn insgemein wie Schwefel und wirklicher Hüttenrauch . . ." (S. 25/26.) Eingehend setzt Verf. auseinander, in welcher
Weise alle diese Schädlichkeiten Staub, Gase, insbesondere die einzelnen Gifte (Cu, As, Pb usw.) auf Lungen und Magen einwirken.
(S. 27—42.)

Ein anderer Autor, der ebenfalls über die Gesundheitsverhältnisse
der Bergleute geschrieben hatte, K. L. Scheffler[1]), spricht sich darüber aus wie folgt: „Es haben die Medici mit dem Worte, Bergsucht,
nicht durchgängig einig werden können. Bald haben sie selbige Peri-
pneumoniam montanam, bald Asthma montanum genennet. Der längst
verstorbene Stadtphysicus zu St. Annaberg, Herr D. Pansa, nannte
sie die giftige Lungensucht; Henkel aber nennet sie eine Lungensucht mit einem schwindsüchtigen Fieber. Alle diese Beschreibungen
scheinen mir die Bergsucht nicht genugsam zu schildern, und man
wird sich noch immer nicht eine deutliche Vorstellung davon machen
können. Denn keine wahre Lungen- und Brustentzündung (Peripneumonia) kann sie nicht seyn, weil sie lange dauert, und den Bergmann
öfters über ein Jahr nur bettlägerig hält. Wenn es nun eine solche
Entzündung wäre, so würde sich der Ausgang nicht lange verziehen
lassen. Asthma montanum kann sie nicht sein, weil das Asthma in
keinem Lungengeschwüre besteht. Wenn man sie aber eine Lungensucht mit einem schwindsüchtigen Fieber nennen will, so sagt man
nichts deutliches, weil ohnedem bey der Lungensucht jederzeit ein
Fieber seyn muß, und es ist eben so viel gesagt, als wenn man
spräche: Sie sey eine Lungensucht mit einer Schwindsucht. Ich will
aber die Bergsucht gegenwärtig auf eine solche deutliche Art beschreiben, daß man sich einen ordentlichen Begriff davon machen
kann, weil man so wohl in vorigen Zeiten, als auch von unseren
Medicis nichts weiter gehöret hat, als daß die Bergsucht eine Bergsucht sey. Die Bergsucht ist nun, nach meinen Begriffen und Nach-
denken, nichts anders, als ein chronisches schleichendes Fieber, mit
verhärteten Drüssen und Verstopfung der Lunge, und einem Mangel
der Elaboration, Secretion, Nutrition und Apposition, welches teils
durch den eingeschluckten arsenicalischen oder andern Staub, welcher
die zarte Lympham derer Drüssen in der Lunge und Luftröhre austrocknet und die nächste Ursache der Circulation und Dichtigkeit
des Blutes das Sal Catholicum in Lungen verderbet, teils durch üble
Diät und andern schlechten Verhalten verlasset worden". (S. 183/185.)
Im Vordergrunde steht also „ein langdauerndes Fieber, welches den
Körper gänzlich ausmergelt". Es folgen eingehende Erörterungen über
die pathologischen Vorgänge. Als Gelegenheitsursachen kommen
in Betracht: Nachtwachen, Ernährungsmängel, „häufige Excretiones
edler Säfte" (d. h. des Spermas); heftige, besonders traurige Gemüts-
bewegungen; jähe Luftveränderungen, Schwaden „unterirdische Dünste";
Staub; Tabakrauchen; Zwangshaltung und Ueberanstrengung; Miß-

---

[1]) K. L. Scheffler: Abhandlg. v. d. Gesundht. d. Bergleute. Chemnitz 1770.

brauch warmer und gährender Getränke. Diese Gelegenheitsursachen wirken bald mehr, bald weniger. Was das Symptomenbild der Bergsucht betrifft, so finden sich leichtes Fieber, Appetitverlust, Husten, Kurzatmigkeit, geschwollene Füße; die Patienten werden bettlägerig, sie zeigen große Mattigkeit, unregelmäßigen Puls, mangelhaften Schlaf; die Haut ist trocken, meist bestehen ständiges Fieber, oft blutiger Auswurf und Blutsturz, Schweiß, Durchfälle usw., bis langsam der Tod eintritt. „Bei manchen ist der Husten trocken, bei manchen aber mit vielen Auswurf verbunden. Das letzt ist schon ein Kennzeichen, daß eine Entzündung sich in eine Suppuration geendigt. Bey diesem Umstand bedient sich der Bergmann eines gemeinen Ausdruckes und sagt: Meine Lunge ist schon anbrüchig und ich werfe nichts als Lunge aus. Diesen Umstand darf man nicht sowohl Berg- als vielmehr Schwindsucht nennen." (S. 195.)

Ackermann[1]) (1780) nennt die Bergsucht, die zweifellos „häufigste und ‚die spezifische‘ Bergarbeiter-Krankheit". „Die Aerzte sind über die wahre Bestimmung dieser Krankheit nicht ganz einig. Einige rechnen sie unter die entzündlichen Brustkrankheiten und bezeichnen sie mit dem Namen peripneumonia montana, andere dagegen glauben, das Wesen derselben bestehe fast in einer bloßen hartnäckigen Engbrüstigkeit, welche bei ihrer Fortdauer zuweilen in eine Lungensucht ausarte. Wieder andere halten sie für eine wahre, von Anhäufungen der Säfte in den Lungen und von Verhärtungen und einer Vereiterung in denselben entstehende Lungenschwindsucht. Letztere Meinung hat besonders Henkel geäußert. Man muß hier unstreitig zwei Krankheiten, nämlich die bergmännische Engbrüstigkeit (asthma montanum), eine Krankheit, die bei Arbeitern in Bergwerken sehr häufig vorkommt, und die bergmännische Lungensucht oder Bergsucht (phthisis pulmonalis montana) von einander unterscheiden." . . . „Wir stellen uns also hier unter der Bergsucht eine Gattung von Krankheiten vor, welche zwei verschiedene Arten von miteinander zusammenhängenden Krankheiten, nämlich die bergmännische Engbrüstigkeit, und die bergmännische Lungensucht in sich begreift."

Soviel über die Anschauungen verschiedener Autoren, welche sich über die Frage der „Bergsucht" näher ausgesprochen haben; ihre Zahl könnte noch vermehrt werden; ähnlich wie diese halten selbst noch spätere Autoren (zu Anfang des 19. Jahrhunderts) an den alt überlieferten, aber darum nicht klareren Anschauungen fest, deren Anfänge zweifellos auf Paracelsus zurückgehen. Sie erinnern an die heute noch in der Literatur zu findenden Bezeichnung „bergfertiger" Bergmann, an die „Miners Phthisis", an die Unterscheidung der bazillären und der nichtbazillären Phthise.

Überblicken wir nochmals kurz das Gesagte, so begegnen wir unter der „Bergkrankheit" einem Konglomerat von Krankheitsbildern, ent-

---

[1]) J. G. Ackermann: B. Ramazzinis Abhandlung von der Krankheit der Künstler und Handwerker. Stendal 1780: II., 7., S. 1—126.

sprungen aus verschiedenen Ursachen. In der Hauptsache handelt es sich wohl um die echte Tuberkulose der Lungen, dann aber sind auch die zahlreichen Fälle schwerer Staublungen und chronische Katarrhe der obern und tiefen Luftwege, gelegentlich wohl auch einige Fälle von Lungenkrebs (vgl. den „Schneeberger Lungenkrebs" unter den Bergleuten der Schneeberger Arsen-Kobalt-Gruben) inbegriffen. Weiterhin fallen wohl auch die mit Cachexie einhergehenden Fälle schwerer Metallvergiftungen darunter, die entweder den Ausbruch einer Tuberkulose begünstigen oder gleichzeitig mit Staublunge, chronischen Katarrhen der Luftwege (Erkältung, Rauch und Ruß, reizende Gase) vereint bestehen. Der verschiedenartigen Ätiologie entspricht natürlich auch ein recht vielgestaltiges Krankheitsbild, das im wesentlichen vom Begriff des vorzeitigen körperlichen Verfalls unter vorzugsweiser Beteiligung der Luftwege beherrscht wird. Von der durch die Infektion mit Ankylostomum duodenale erzeugten Kachexia montana dürfte der mittelalterliche Bergbau wohl verschont geblieben sein, wenngleich es sich hier um eine uralte Berufskrankheit handelt, die schon in den altägyptischen Papyris erwähnt wird.

Die pathologischen Veränderungen in den Luftwegen[1]) stellt sich Paracelsus als „Ausschwitzungen" von „Tartarus"[2]) vor. Die Lehre von diesen Tartarus-Krankheiten wurde bekanntlich von Paracelsus selbst aufgestellt und spielt in seinen Schriften eine große Rolle; sie ist wohl zum ersten Mal schriftlich angedeutet in seinem Brief an Erasmus von Rotterdam, den er im Jahre 1526 in Basel behandelte. Die Aufstellung der Lehre von den „tartarischen Leiden" ist nach Schubert-Sudhoff wohl eine der größten Leistungen des Paracelsus, „indem er sich hier — entgegen der bisherigen Lehrmeinung — auf den Boden der chemischen Naturbeobachtung stellte und den Versuch machte, ein großes Gebiet pathologische Vorgänge auf einfache chemische Prinzipien (Fällung, Ausscheidung, Gerinnung, Ablagerung von der weichsten Form bis zur härtesten Verkalkung in den verschiedenen Organen zurückzuführen"[3]). Wie alle Stoffe, so stellt auch dieser Tartarus nach des Paracelsus Lehrmeinung ein Gemisch dar, bestehend aus Merkurius, Sulfur und Sal. Diese drei Substanzen haben mit den gleichnamigen chemischen Körpern unserer Zeit nichts gemeinsam, sind aber doch vorzugsweise in ihnen enthalten; sie sind in der Hauptsache eine Art symbolischer Zustandstypen (Strunz S. 17/18) bzw. bezeichnend für das Verhalten des Körpers der Einwirkung des Feuers gegenüber[4]). So vielerlei Substanzen es gibt,

---

[1]) Pleuresis = das scharpff apostema vm̄ die brust.

[2]) Tartarus = ein jedes ding so auß kaltem dissoluierten durch wärme coaguliert worden. (Bodenstein.)

[3]) Paracelsus unterscheidet den Tartarus resolutus, der unschädlich ist und durch den Harn entfernt wird, und den Tartarus coagulatus, der die Krankheit macht.

[4]) Mercurius = der corpus iñ welchem sich die eigenschafft erhaltet (Bodenst.). = unum ex tribus principiis corpus in quo rerum proprietates conti-

so vielerlei Merkurius, Sulfur und Sal gibt es auch[1]). Sie bedeuten nach Paracelsus die drei Grundsubstanzen des Macro- und Microcosmus, d. h. der ganzen Welt und aller Wesen; sie sind für sich einzeln nicht darstellbar und nicht teilbar; sie entsprechen den physikalischen Phänomenen der Verflüssigung (Verflüchtbarkeit), Brennbarkeit (Öligkeit), und Erstarrung (Festigkeit). Merkurius (auch Liquor genannt) ist die Feuchtigkeit, was sich verflüchtigt ohne zu verbrennen, der Träger der Schmelzbarkeit, der Amalgamation, der Dehnbarkeit, des Glanzes; Sulfur ist der unter Feuererscheinung brennbare Anteil in den Körpern, der Grundstoff, der die Veränderungen durch Feuer bedingt, der den Metallen ihre Färbung gibt. Diese beiden Komponenten können in verschiedenem Verhältnis, rein oder unrein, fein oder grob usw. nebst verschiedenen „erdigen" Verunreinigungen in den einzelnen Körpern, besonders Metallen, vorhanden sein; sie sind besonders rein in den Edelmetallen, wo der Merkurius überwiegt. Sal (auch Balsam genannt) ist der bleibende Rückstand (Asche, anorganische Salze).

Der Begriff des Sal als dritten Grundprinzips war bisher ignoriert worden (caput mortuum); er wurde von Paracelsus neu geschaffen; es ist das Bleibende, Lebensbedingende, das zur Erhaltung und zum Wiederaufbau der organischen und anorganischen Körper Dienende, die Grundlage sowohl für den lebenden Organismus als auch für das tote Mineral. Es ist eine Art „Balsam", es schützt vor Fäulnis und Tod. (Vgl. Paramirum, b. Huser, 4⁰, I., S. 67—139.) „Diesem kräftigen Zug einer konkret-sinnlichen Vorstellung wußte dann Paracelsus eine Auffassung unterzuordnen, die aus der immer bleibenden Reflexion über das Verhältnis der drei Grundsubstanzen zu Seele (Stoff), Leib (Gestalt), Geist (Eigenschaft), d. i. Sulfur, Sal und Merkurius des Menschen hervortritt und in seine ganze Naturphilosophie und Theologie einmündete. Dazu kommt die Annahme eines wirkenden Lebensprinzips oder -geistes im einzelnen Individuum, des Archeus." Also „ein oberer, ein ertichter (irdischer) vnd ein vnsichtbarer geist, Der sich absondert, erhöcht vnd auffsteiget von den Corporibus. Vnd ist furnemlich der kunstler vnd artist der Natur vnd eine verborgene krafft vnd tugendt der Natur". (Strunz S. 17/18.)

Diese Lehre ist in ihren Grundzügen schon uralt[2]); sie trat neben die aristotelische, wonach alle Körper aus den vier Urelementen Erde, Wasser, Feuer und Luft in verschiedene Kombinationen zusammengesetzt seien; insbesondere galt diese speziell chemische Lehre von

---

nentur (Baillif). Sal = das zusammen hafftet inn ein leib (Bodenstein). = unum ex tribus primis, quod rerum corpora coniungit (Baillif). Sulfur = der safft oder hartz so da brennet (Bodenstein) = unum ex tribus primis omnium rerum, oleosum illud quod ardet (Baillif).

[1]) Das eigentliche Wesen der Körper liegt aber nicht nur in diesen Grundstoffen, sondern auch in den inneren Kräften, in deren belebenden Element, dem Astrum oder Archaeus.

[2]) Aug. Hirsch: Geschichte der medizinischen Wissenschaft. Im Sammelwerk: Geschichte der Wissenschaften in Deutschland, R. Oldenbourg. München-Leipzig 1893.

den Metallen. Sie findet sich bereits bei Geber († ca. 765)[1] und Avicenna (ca. 980—1037), später bei Albertus Magnus, dem größten deutschen Naturkundigen des 13. Jahrhunderts (ca. 1193—1280) und bildete den Ausgangspunkt für die noch bis ins 18. Jahrhundert hinein geltende Lehrmeinung. Als erster dürfte sich wohl Georg Agricola (1490—1555) gegen die Grundstoffe Merkurius und Sulfur ausgesprochen haben; später, im 16. Jahrhundert, äußerten manche Forscher Bedenken und suchten sie zu widerlegen, so Andreas Libavius in Halle, der Begründer der eigentlichen Chemie (? —1616), Joh. Bapt. van Helmont (ca. 1577—1644); der Engländer Robert Boyle (1627—1691), während andere Gelehrte noch längere Zeit daran festhielten, wie Athan. Kircher (1601—1680), Joh. Joachim Becher (1635—1682), Wilh. Homberg (1625—1715), Herm. Boerhave (1668—1738) usf. Kircher sagt z. B. in seinem Mundus subterraneus Bd. 9, 2. Kap. 6. De origine morborum: „Alle Krankheiten kommen vom Sulfur, Merkur und Sal; die Pflanzen ziehen ihre Nahrung und damit auch diese Stoffe aus dem Boden; dadurch kommen diese Stoffe in den Tier- und Menschenkörper."

Homberg, Lehrer der Chemie in Paris, Mitglied der Pariser Akademie der Wissenschaft, hielt die Paracelsussche Lehre hoch, seine Aufsätze darüber (1702 und später) wurden in den Memoiren der Pariser Akademie der Wissenschaft aufgenommen: „ein vollkommenes (edles) Metall besteht aus reinem Mercurius, dessen kleinste Teilchen durch den sulphurischen Grundstoff (identisch mit der Lichtmaterie) in jeder Richtung durchdrungen und zusammengehalten seien". (Kopp, S. 56[2]).

Becher, Arzt und Chemiker, nahm ähnlich wie Paracelsus noch drei Grundstoffe an, wenn er sie auch anders benannte und als von denen des Paracelsus verschieden auffaßte. (Kopp, S. 67.)

Zum Schlusse des Traktats spricht Paracelsus von den Pygmäen, den Erdmenschen, die im Innern der Erde hausen; vielleicht denkt er hier bereits an die Berggeister, von denen später (S. 61 flg.) noch näher die Rede sein wird[3].

Der II. Traktat ist betitelt „vom Ursprung und Geburt der Bergsucht". Die klimatischen Schädlichkeiten werden näher erläutert als Regen, Reif, Kälte, Nebel usw. Die Bergleute sind bei der Arbeit erhitzt und daher den Erkältungen leicht ausgesetzt. Wie sich Paracelsus die ätiologischen Beziehungen der süßen und sauren Getränke zur Lungenerkrankung vorstellt ist nicht ganz klar; folgerichtig sucht

---

[1] Geber = Giafr (Abu-Mussah-Djafar-al Sofi), lebte in Sevilla. — Vgl. E. Darmstädter: Die Alchymie des Geber-Berlin. Julius Springer, 1922.

[2] H. Kopp: Die Alchemie in älterer und neuerer Zeit. Bd. I. Heidelberg: C. Winter 1886.

[3] Vgl. hierzu auch die Paracelsische Schrift: Ex Libro de Nymphis, Sylvanis, Pygmaeis, Salamandris et Gigantibus usw. Item von der Massa auß welcher der Mensch geschaffen worden, Teophrasti Paracelsi philosophi et medici incomperabilis. Nissae Silesiorum exendebat Joannes Cruciger 1566. 4⁰. (Sudhoff, Nr. 78, S. 120.) Paracelsus verweist auf seine Ausführungen darüber in den Archidoxen und Libris Paramiris.

er natürlich auch „unter Tag" nach „Süße" und „Säure" und findet
sie auch dort. Vermutlich ist ihm gelegentlich ein eigenartiger Geruch der Grubenluft als Folge von Gasausströmungen oder Fäulnis-
vorgängen aufgefallen oder wahrscheinlicher denkt er an den süßlichen
oder sauren Geschmack verschiedener Mineralien und Salze bzw. an
die charakteristischen Gerüche mancher Metalldämpfe. So bemerkt
u. a. Agricola (S. 344): . . . argentum vivum . . . cum fumo evolat: qui
si magna dulcedine odoratum commoverit . . . Stockhausen spricht
z. B. vom „süßen Geruch der Dämpfe der Bleiglätte". „Subflavus iste
fumus noxius miranda dulcedine est praeditus, qui gustum pariter
atque olfactum mellis quadam similitudine afficere potest" (S. 14 und
Append. S. 55), vom „dicken süßen Glätterauch" (App. S. 71) — an
anderen Stellen von „allerley art dünste der Erden und metallē /
vielerley dampf und rauch / mancherley staub und dreck / wunderlicher
mineralischer / bald saurer vitriolischer / bald süsser mercurialischer /
oder bitter und schweflichter gestanck / u. dgl." (Append. S. 76). Kochlatsch schreibt (l. c.): Schon beim Betreten der Gruben (Bleierzgruben
in Schemnitz, Ungarn) verspürt man einen süßlichen Geschmack im
Munde „sacchari saturni non absimilem". Ähnliche Angaben finden
sich noch bei manchen zeitgenössischen Autoren.

Die Anwesenheit des Sulfur als des brennbaren Prinzips in der
Luft schließt Paracelsus aus dem Wetterleuchten bzw. Blitz; da es
dabei eine Feuererscheinung gibt, so muß doch eine brennbare Substanz (Sulfur, identisch mit Fettdunst, pinguedo)[1] vorher in der Luft
unsichtbar vorhanden gewesen sein. Auch in den Bergen gibt es ein
derartiges Leuchten, also muß auch Sulfur vorhanden sein.

Im 4. Kapitel spricht Paracelsus deutlich aus, daß hierbei Emanationen der Mineralien wirksam sind, und zwar als Sulfur, Merkurius
und Sal, welche in die Luftwege eindringen und die Lungen verharzen.
Je nach den jeweilig vorliegenden Mineralien sind diese Ausdünstungen
verschieden. Verf. zählt nun verschiedene Mineralien auf, die auf diese
Weise schädlich werden. Auffällig ist dabei, daß in der 1. Gruppe, bei
welcher eine Sulfur-Entwicklung in Frage kommt, Metallverbindungen
und Erden, bzw. Tone, in der 2. Metalle und Metalloide zusammengefaßt sind, während die 3. Gruppe (Sal) hauptsächlich Salze umfaßt.
Je nachdem die eine oder andere Emanation überwiegt, sind auch die
Krankheitserscheinungen verschieden. Allerdings entsprechen die von
Paracelsus benützten Bezeichnungen der Mineralien nicht mehr den
heutigen Benennungen, so daß dieser Passus heute ziemlich dunkel bleibt.

Zum III. Traktat: In einer langen Einleitung setzt Paracelsus zunächst auseinander, wie der Mensch verschiedenen Gefährdungen aus-

---

[1] Vgl. Athan. Kircher II. S. 216: aes . . . pinguedine intrinseca pollere
aperte monstrat . . . — naturali sulfuris pinguedine, qua pollet, iuncta . . . Gg.
Agricola, S. 216: in'que ea pinquitudo, si sulfur fuerit, plerumque lutea . . .
Pinguedo = wann fleisch gesotten wirt vnd durch solches sieden auß ihm feiste
gibt. (Bodenstein.) — Dulcedo saturni = saepissime pro cerusa accipitur
(Baillif). — Oleitas = sulfur (Baillif).

gesetzt ist, wie der Arzt dazu bestimmt ist, hier einzugreifen. Dabei macht er bereits Andeutungen über die therapeutischen Möglichkeiten vermittels mineralischer Substanzen. In vielen Giften sind gleich die Gegenmittel enthalten; wenn z. B. ein Bergmann, der Silber sucht, beim Suchen und Bereiten krank wird, „und nimpt dasselbig Erzt, so er gehawen hatt, vnd lest das Silber daruon schmeltzen: so findt er in deme, das daruon weicht, dasselbig dß jhn kranck hat gemacht: Jetzt findt er auch dasselbe im abtreiben, das jhn auch gesundt mag machen." (Näheres s. später!) Nunmehr kommt Paracelsus deutlich auf die andere Komponente der Bergsucht zu sprechen, nämlich auf die Giftwirkungen der beim Schmelzen der Erze entstehenden Dämpfe. Aber diese Dämpfe wirken viel schwächer wie die direkt aufgenommenen festen Gifte; Paracelsus kennt recht gut den Unterschied zwischen Vergiftung per os und per inhalationem, seien es nur die beim Schmelzen entstehenden Gase oder die „Ausdünstungen" der Metalle selbst. Das Krankheitsbild ist beinahe das gleiche, aber die Dauer der Entwicklung und des Verlaufes ist verschieden. Paracelsus schildert dies an mehreren Beispielen, so vom Arsen bzw. Realgar. Dabei gibt er ein annähernd zutreffendes Symptomenbild der chronischen Arsen-Vergiftung. Wir können daraus die Hauptsymptome des chron. Arsenicismus recht wohl erkennen: Blasses Aussehen, Durstgefühl, Trockenheit im Schlund, Magendarmstörungen, Hautausschläge verschiedener Art usw. An anderer Stelle schildert Paracelsus die chron. Arsenwirkung folgendermaßen: „mit ihm ist nicht zu scherzen; er macht Phthisim, Tussim, Stechen in Seiten, engen Atem, verderbten Magen, Brechen, groß Durst, nachfolgend lang Lager, am letzten Wassersucht und viel Geschwulst um den Magen, Drücken im Grübli, schwere harte Verdauung, nachfolgende Hitz, Klopfen und Zittern, Ausschlagen in allen Gliedern." Schließlich bemerkt Paracelsus, daß die derartig erkrankten Bergleute zu anderen Krankheiten in gesteigertem Grade disponiert sind.

Im 3. Kap. sucht Paracelsus eine gewisse Gruppierung einzuhalten, um den Überblick über die verschiedenen Giftwirkungen zu vereinfachen: Die Gruppe der Arsenikalien: Realgar, Auripigment — die Gruppe des Antimons, unter welcher er nennt „Marcasita, Cachimia[1]), Talck, Oger und dergl." Als Krankheitszeichen dieser Gruppe gibt er an: trockener Husten, Seitenstechen, Kopfschmerz, Verstopfung, „Miltzgeschwür", Fieber, Hautausschläge, Gelbsucht. Diese Einteilung mag wohl dem zeitgenössischen Stand der Mineralogie entsprochen haben, keinesfalls aber darf sie nach unseren heutigen Erkenntnissen beurteilt werden. Das gleiche gilt auch vom Symptomenkomplex, der schwer zu deuten und außerordentlich vielgestaltig ist, wie denn auch die Gruppe selbst nicht einheitlich ist. Husten und Seitenstechen sind wohl auf Staubschäden oder klimatische Einflüsse zurückzuführen; die übrigen Symptome sind dunkel. Auch bezüglich der Alkaligruppe ist eine Deutung

---

[1]) Marchasita = minera multum habens de sulfure rubro. — Kakimia = cuiuscunque metalli immatura minera, quae adhuc in primo suo ente consistit, ut infans in utero matris suae, eius species plus triginta sunt (Baillif).

recht schwierig sowohl im Hinblick auf die Mineralien selbst als auch auf die einzelnen Symptome. Eine gewisse Klärung bringt vielleicht der Satz: „Erze von Ungarn wirken anderes als die gleichen von Steiermark, verschieden sind die vom Etschgebirg, vom Inischengebirg, vom hohen Meissner; selbst in nächsten Gegenden oder benachbarten Stellen bestehen Unterschiede der Wirkungsweise, so in Rauriss und Gastein, im Pintzgau und Pongau. Diese Kenntnisse sind zum Verständnisse der Giftwirkung und Therapie nötig." Paracelsus will damit vermutlich sagen, daß alle möglichen Verunreinigungen der Erze vorkommen, daß die Zusammensetzungen sehr verschieden sind, daß demnach auch die Krankheitserscheinungen sehr schwanken. Diese Verschiedenheiten sind auch im örtlichen Vorkommen begründet, wie an Beispielen angedeutet wird. Diese Erfahrungen dürften wohl auf eigenen Beobachtungen beruhen; denn Paracelsus hatte die genannten Gegenden alle selbst bereist.

Lassen wir alle Gruppierungen und Deduktionen beiseite, so bekommen wir die Tatsache, daß Paracelsus bei der Gewinnung bzw. Aufbereitung der Erze verschiedenartige (akute und chronische) Gesundheitsschädigungen beobachtet hat, und zwar verschieden nach Herkunft und Zusammensetzung der Erze und nach Krankheitserscheinungen. Er sagt selbst (Kap. 4), daß diese Unterscheidungen für die Praxis keine große Bedeutung haben, zumal im Hinblick auf die Therapie. Dabei entwickelt er seine spezifische Heilmethode, über die einige kurze Erörterungen eingeschaltet werden müssen. Nach des Paracelsus Anschauung ist vor allem von Bedeutung die Heilkraft der Natur, „der innere Arzt", „der Archaeus"; wenn dieser selbst nicht mehr kräftig genug ist zur Überwindung der Krankheit, dann werden die Heilmittel gebraucht. Für die Auswahl der letzteren kommen verschiedene Gesichtspunkte in Betracht: äußere Eigenschaften (Signatur) in ihren Ähnlichkeiten zu bestimmten Teilen des Körpers, astralische Beziehungen (z. B. Herz—Sonne—Gold), endlich Erfahrungstatsachen. Die Natur hat für jede Krankheit auch ein besonderes Heilmittel geschaffen, und zwar kommen diese letzteren infolge göttlicher Fügung gerade dort am zweckmäßigsten vor, wo die betreffenden Krankheiten am häufigsten auftreten. Derartige Arcana, d. h. Heilmittel, die vermöge ihrer quinta essentia (die „Tugend der Dinge") bzw. magischen Kraft die Krankheiten beseitigen, können einerseits aus dem Pflanzenreich, andererseits aus dem Mineralreich stammen. Paracelsus war es, der die Metalle bzw. Mineralien zwar nicht als erster therapeutisch verwendete[1]), aber ihnen neue Wege ebnete, sie systematisch in die Therapie einführte; beide haben vollkommenere und bessere Quintessenzen als die Kräuter, also auch größere Heilwirkung. (Huser II. S. 24—42.) Allerdings muß das spezifische Arcanum erst durch entsprechende Präparate (chemische Verbindungen, Tinkturen usw.) wirksam dargestellt

---

[1]) Blei, Quecksilber, Arsen, Schwefelpräparate u. a. wurden schon im Altertum zunächst äußerlich angewendet; die mittelalterliche Medizin kannte auch schon vor Paracelsus gewisse innere Verwendungsmöglichkeiten.

werden. „Warum soll das Gift veracht sein? Wer Gift veracht, der weiß um das nicht, was im Gift ist. Gesegnet das Arkanum im Gift!" Das ist nach Paracelsus das Wesen der Alchymie, nicht das „Goldmachen". „Viele haben sich der Alchimey geeußert, sagen es mach Silber und Gold: so ist doch solches hie nicht das fürnemmen, sondern allein die Bereitung zu tractieren, was tugent und krafft in der Artzney sey" (Fragm. med.); ähnlich auch (Paragranum, 3. Traktat): „Nicht als die sagen, Alchimia mache Gold, mache Silber: hie ist das Fürnemmen, mach Arcana und richte dieselbigen gegen den Krankheiten." Paracelsus wendete in diesem Sinne Präparationen von Gold, Quecksilber, Kupfer, Arsen, Antimon, Eisen, Blei und dergl. mehr; er verordnete das neutrale Bleiazetat (Bleizucker, $Pb(C_2H_3O_2)_2$), das Kupfervitriol (Kupfersulfat, $CuSO_4 + 5H_2O$), die Antimonverbindungen, weiter zahlreiche Quecksilberpräparate, als metallisches Quecksilber, Quecksilberchlorid (Sublimat, $HgCl_2$), Quecksilberchlorür (Kalomel, $HgCl$), Merkurisulfat (bzw. das basische Salz $HgSO_4.2HgO$, das sogenannte Turpetum minerale). Auch die Fällung von Sublimatlösung durch Ammoniak und das sich da bildende Merkurammoniumchlorid (Hydrargyrum praecipitatum album, $HgCl.NH_2$) waren bekannt. Dabei stellte er sich die Metallwirkungen im Körper wohl ähnlich vor wie außerhalb, z. B. im Laboratorium; „wie das Gold durch Antimon gereinigt wird, so wird auch der Körper gereinigt". (Chir. Bücher und Schriften, S. 101/104.) Jedenfalls stammte Paracelsus' Kenntnis der Arzneimittelwirkungen von seinen Beobachtungen bei den Metallvergiftungen her. Er stellte dabei fest, daß bestimmte chemische Körper auf bestimmte Organe bzw. Organsysteme spezifisch wirken, daß hierbei gewisse Wechselbeziehungen bestehen — daß umgekehrt die zwischen chemischer Substanz und krankem Organ gefundenen Beziehungen letzteres bei entsprechender Dosierung zu spezifischen Reaktionen anregen können. Weiß urteilt darüber wie folgt: „Paracelsus' Arzneien sind spezifisch nicht für große Krankheitskategorien, sondern für das kranke Individuum, auf welche sie abgestimmt sind nach Organbeziehung und Pathogenese, sowie nach Gabe und Bereitung. Das natürliche Band zwischen Arznei und Krankheit, die Ähnlichkeit und organische Beziehung zwischen Arznei und Krankheit ist zum Heilprinzip erhoben." „Hohenheims Arkanenlehre ist die Quintessenz einer theoretisch und erfahrungsgemäß begründeten, praktisch verwendbaren und entwicklungsfähigen Lehre der spezifischen Arzneiheilkunst. Die Vorzüge dieser Methode sind vor allem die unmittelbare klinische Verwertung von Vergiftungs- und Arzneiprüfungssymptomen zum Heilzweck und genaueste Indikationsstellung des zu erwählenden Arzneimittels nach dem Ähnlichkeitsprinzip und der Organspezifität." Allerdings setzte gegen Paracelsus' Heilmittel später ein lebhafter Kampf ein, besonders gegen die Antimon- und Quecksilber-Präparate. Beispielsweise erließ im Jahre 1566 das Parlament in Paris eine Verordnung, die genau 100 Jahre Geltung hatte und inzwischen mehrmals erneuert wurde, wonach allen zu Paris praktizierenden Ärzten bei Strafe des Verlustes der Zulassung zur Praxis die Verwendung von Antimon-Präparaten verboten wurde. In Heidelberg bestand ein ähnliches Verbot; dort mußten bis 1655 die Promovierenden schwören, niemals Antimon- und Quecksilber-Präparate anwenden zu wollen. (Kopp, S. 44/45.) Auch Ursinus (l. c.) warnt vor den „metalischen" Heilmitteln, „da diese die gleichen Schädigungen erzeugten wie die Metall-Ausdünstungen selbst."

Der IV. **Traktat** ist der Therapie gewidmet. Zunächst gibt Paracelsus im 1. Kapitel eine Übersicht über das, was hier zu erörtern ist: Vorbeugende Maßnahmen, die Diätetik der Bergleute, die Behandlung der Bergsucht, insbesondere mittels der Arkana. Als vorbeugendes Mittel wird die Essentia Tartari empfohlen, zusammengesetzt aus Liq. Tartari, Ol. Colcotarini und Laudanum purissimum[1]). Gegen die Erkrankungen selbst („Fäulnis") empfiehlt Paracelsus besonders die Manna-Arten[2]), die als „Balsamica" eine „fäulniswidrige" Wirkung besitzen; als das wirksame Prinzip nennt er die „Süsse", die daher extrahiert werden muß. Er erwähnt drei „Manna"-Arten: M. Vitrioli, M. Urticae[3]), M. Magnetae. Originell ist die Empfehlung des „Bergsalzes" als unterirdische Nahrung; was über dem Boden lebt, muß seine Nahrung von dort nehmen, damit schützt sich der Mensch vor den oberirdischen Krankheiten; was aber unter dem Boden, unter Tag sich aufhält und den dortigen Krankheiten unterworfen ist, muß entsprechende Nahrung zu sich nehmen, eine Diät, „so auss der Bergarth fleust". Abschließend bemerkt Verfasser: „Mehr dann ich meld vnd anzeig, dem erfahrnen heimsetz, die Ding zu verbesseren." Bezüglich der kritischen Äußerungen von Stockhausen und Henkel vgl. später S. 65f.[4]).

---

[1]) Architectus: „papaveris." — Huser: „purissimi." Ol. Colchotarinum = das braun rotöl, so auß dem roten heintzen distilliert wird; ist sehr durchdringent saur (Bodenstein). = Oleum vitrioli rubrum (Baillif).

[2]) Manna = ros exsiccatus (Bodenstein). Manna = syderum saliua ros exsiccatus species balsami, et fructus aeris, idem dulcedo ex qualibet re extracta (Baillif).

[3]) Urtica minor = haber nesteln (Bodenstein).

[4]) Die Deutung von Hartmann (Franz) über die Therapie des Paracelsus scheint mir ziemlich abwegig zu gehen. Beispielsweise sagt Paracelsus in Paragranum II., Trakt. 1: „Also heilt der Arsenik den Arsenik, das Herz das Herz, die Lunge die Lunge, die Milz die Milz, das Hirn das Hirn usw., und zwar nicht das Hirn von Säuen das Hirn des Menschen, sondern das Hirn, das des Menschen äußeres Hirn ist." Hartmann (l. c.) glaubt dies auf folgende Art erklären zu dürfen: „Alles entspringt aus den Arkanen, d. h. aus Geist und Gemüt, und so wie das Ei vom Huhn kommt und das Huhn aus dem Ei, ohne daß man sagen kann, welches von den beiden zuerst da war, so entspringt eins aus dem andern. Das Herz ist der Sitz der Empfindung und wird durch das Empfinden beeinflußt; das Hirn ist das Werkzeug zum Denken und wird durch das Denken genährt; die Lunge atmet und das Atmen kräftigt die Lunge usw. Ein Herz, das sich als eins mit dem Allherzen der Menschheit empfindet, wird durch seine Allgüte und Allliebe von seiner Unruhe befreit; ein Hirn, das den Allgeist in sich denken läßt, öffnet sich der Intuition und quält sich nicht mit Hirngespinsten; eine Lunge, durch welche der Geist Freiheit und Reinheit atmet, wird dadurch gesund. Dergleichen läßt sich auf poetische Art andeuten

Bei der Behandlung der Berglungensucht geht Paracelsus von mechanisch-chemischen Vorstellungen aus: Die Organe sind mit Ausschwitzungen bzw. Unreinlichkeiten überzogen („Tartarus"), diese müssen durch starkes Schwitzen gelöst und abgeschwemmt werden. Verursacht waren diese Absetzungen durch Realgar, Antimon und Alkali, also müssen aus den Mineralien derartige Heilmittel präpariert werden, aus Gold und dergleichen anderen Metallen. Allerdings vermeidet hier Paracelsus eindeutige Angaben über die Arzneibereitung; dieselben sind vielmehr sehr unklar gehalten. Er sagt es im Schlußkapitel auch selbst: „So bin ich auch ohngezweiffelt, das der Verstandt, der zu den Rezepten gehört, zu schwer vnnd vill zu schwer etlichen sein mag." Aber für diese letzteren will Paracelsus nicht schreiben, da diesen diese Dinge nichts angehen.

II. Buch der Bergkrankheiten, betr. die Schmelzer, Abtreiber, Silberbrenner und andere Hüttenarbeiter.

Forberger: De morbis fusorum, examinatorum, purgatorum et aliorum artificum mineralium.

I. Traktat. Von den schädlichen Substanzen. Forberger: De rebus, quae fusoribus minerarum nocent.

Kap. 1. Während die Erze in ihrer festen Form („fixer Leib") nicht den Schmelzern schaden, verflüchtigen sie sich beim Schmelzen („zergänglicher Leib") und machen krank. „Das Feuer scheidet das Beständige vom Unbeständigen." Diese flüchtigen Bestandteile „seindt ohne gifft vnnd boßheit nit" und wenn der Mensch derartige Arbeiten vornimmt, so muß er darunter leiden. Der Metallschmelzer sieht und riecht zwar den giftigen Metalldampf, trotzdem bedenkt er in seiner Sucht nach Gewinn nicht, daß er dabei die giftigen Dämpfe einatmet und daß er sich dabei den Tod holen kann. Allerdings hat Gott diese Dinge geschaffen, damit sie der Mensch benütze, und wenn Gott dabei Krankheiten zuläßt, so muß er auch für Heilung sorgen. Es soll daher geschrieben werden erst von Ursache und Wesen der Krankheit, dann aber auch von der Heilung derselben.

Kap. 2. Auch der sich verflüchtigende Teil der Erze („der zerbrüchliche Leib") besteht aus den drei Komponenten Sal, Sulfur, Merkurius, ebenso wie die „fixe Substanz"; sie scheiden sich voneinander im Feuer: Sal geht in Asche bzw. Schlacke über; hierüber ist weiter nichts mehr zu sagen. Anders jedoch Sulfur („das Feuer", d. h. die glühende Substanz) und Merkurius (der „Hüttenrauch", Fuligo)[1], der vom Feuer aufsteigt; aus diesen beiden entstehen die Krankheiten der

---

und Poeten begreifen es; die hölzerne Wissenschaft hat kein Verständnis dafür. Da nun jeder materielle Zustand der Ausdruck eines geistigen Prinzipes ist, so ist auch das Mittel klar, durch welches eine Krankheit gehoben wird, wenn man den Grund ihres Wesens erkennt." (S. 35.)

[1] Fuligo = metallorum mercurius (Baillif).

Feuerleute, d. h. der Hüttenleute. Ihre krankmachende Wirkung ist abhängig von dem Erze, welches gerade geschmolzen wird; jedes Erz, z. B. Zwitter oder Kupferstein oder Bleierz hat, wie die Beobachtung in der Praxis zeigt, seine besonderen Wirkungen, seinen besonderen „Geruch", ähnlich wie eine Lilie ihren eigenartigen Geruch abgibt, der an der festen Substanz derselben haftet; „dann anderst ist der Rauch dess Zwitters, anderst des Kupffersteyns, anderst des Bleyertzts". Leute, die Erze schmelzen, atmen diesen Dampf ein ähnlich wie einen „Nebel, der auch eine besondere Luft darstellt". Man kann in dieser Luft wohl atmen.

Kap. 3. Der Merkurius, der sich im Feuer ebenfalls verflüchtigt, ballt sich zusammen und schlägt sich besonders an kalten Stellen nieder; dadurch wird er sichtbar und läßt erkennen, welcher Art er ist bzw. wie giftig er ist. Er kann in seiner Wirkung verschieden sein, je nach dem Erze, dem er entstammt; Arsenik, Realgar, Operment z. B. sind sehr giftig, ihre Einatmung und Berührung ist gesundheitsgefährlich; auch der Dampf selbst hat, bevor er sublimiert ist, die gleichen Giftwirkungen. Er vereinigt sich innig mit der Atmungsluft und wird so bei Einatmung aufgenommen.

Kap. 4. Der Merkurius mischt sich mit der Luft und „wird von den Gestirnen angezogen, wie die Kompaßzunge vom Magneten". „Drauff wissend nun, dass die Sydera jhren abtrinnigen vnd verjagten vom Fewr Merkurium bey jhnen haben, den sie auch, ehe er war, gekocht und bereitet haben." Die Gestirne verändern den Dampf in die entsprechende Konstellation und Impression und letztere macht die Krankheitserscheinungen. Die Feuerleute atmen also das Gemisch Luft und Hüttenrauch ein; erstere „vollbringt sein recht Amt", d. h. wirkt normal, „ähnlich wie Wasser, auch wenn ihm etwas beigemengt ist, trotzdem zunächst den Durst löscht". In den Lungen findet jedoch weiterhin eine Scheidung statt. Der Hüttenrauch (Merkurius) scheidet sich ab, trocknet die betr. Lungenpartien aus, hängt sich an der Lunge an und macht sie krank. Es bilden sich dabei Umsetzungen bzw. Veränderungen des Merkurius, „ähnlich wie die Speisen im Magen-Darm infolge der Verdauungskraft erhebliche Veränderungen erfahren".

Kap. 5. Diese Wirkungen sind anatomisch nachzuweisen als Verfettung, Verschleimung, Sulz- oder Leimbildung u. dgl. — kurz, es entsteht im Lungengewebe eine „Putrification", denn jedes Ding, das in eine Gegend des Leibes kommt, wo es nicht hingehört („derselben Region Speise nicht ist"), wirkt störend. Der Krankheitsprozeß durchsetzt „infolge der Schärfe der Putrifizierung" die Lungen, breitet sich gegen die Nieren hin aus, so daß die ultima materia, d. h. die schädliche Substanz, „als Schleim oder Olität" im Urin gefunden wird. Auch im Schweiß[1]) kann unter Umständen solches gefunden werden.

II. Traktat. Vom Metalldampf. Forberger: De morbis, quos pariunt metallorum tria prima principia suis opificibus.

---

[1]) Forberger: in stercoribus.

Kap. 1. Bisher war die Rede von den Dämpfen, die beim Schmelzen der Erze entstehen. Nunmehr soll gesprochen werden von den Metallen selbst. Diese bestehen ebenfalls aus Sal, Sulfur und Merkurius, aber nur mehr in Bruchteilen; die vorgenannten Grundstoffe trennen sich beim Schmelzen der Metalle, dabei werden die fixen Metalle zerstört, was als Dampf abgeht ist Merkurius, was glüht ist Sulfur, schließlich bleibt nur die Schlacke (Sal) übrig. Wenn auch Gold und Silber sich dabei anscheinend anders verhalten wie die übrigen Metalle und scheinbar keine Schlacke hinterlassen, so ist eben das Sal hier nicht mit den Augen sichtbar (wie bei Kupfer oder Eisen), aber doch durch den Gewichtsverlust feststellbar. Der Sulfur verzehrt sich dabei selbst im Feuer; die hierbei entstehenden Flämmchen sind ihrer Farbe nach verschieden je nach Art des Metalles. Der Merkurius entweicht als weißer Rauch. Derartige „sulfurische und mercurialische Spiritus" entweichen immer, wenn die Metalle im Feuer behandelt werden; doch sind oft die Mengen der Dämpfe sehr gering und können nur durch besondere Aufmerksamkeit festgestellt werden.

Kap. 2. Die Flüchtigkeit der Metalle selbst ist also nicht so groß als die der Erze (sc. beim Schmelzen). Aber diese Metalldämpfe sind für die, „so mit den Metallen arbeiten", noch viel gefährlicher als die ersteren; sie sind subtiler und sind in den Lungen nicht derartig leicht zu erkennen wie der Hüttenrauch. Ihre ultima materia, der metallische Spiritus, wird vom „venter equinus" nicht angegriffen; er durchsetzt die Lungen und zerstört das Gewebe; er durchdringt den Körper und wo er sich ansetzt, erzeugt er mancherlei Krankheiten von „fressender Art" und mannigfachen Symptomen, die nur eine große Erfahrung richtig deuten kann (u. a. Wassersucht, Gelbsucht, Gliedsucht, Fieber usw.). Der Arzt soll jedenfalls wissen, daß jede Krankheit dieser Leute auf die Metallarbeit bezogen werden soll; hier kommt es nicht auf die „Humores" an, sondern auf die Metalldämpfe; „Metallkrankheiten sind keine Humoral-Krankheiten". Darum sollte der Arzt davon mehr wissen, als dies bisher üblich war.

Kap. 3. Die in der Atemluft befindlichen Metalldämpfe können von Menschen nicht abgehalten werden; diese Luft dringt nicht nur durch die Luftröhre in den Körper ein, sondern gelangt auch durch die Nase nach oben zum Gehirn (letzteres muß nämlich ebenso Luft haben wie die Lungen), und zwar gelangt der subtilste Teil ins Gehirn, der gröbere in die Lungen; und wenn die Nase verstopft ist, geht die Luft „durch die inneren Nasenlöcher" vom Rachen aus nach dem Gehirn. So entstehen Kopfschmerzen, Krämpfe, Lähmungen. Solche Krankheiten können zwar auch sonstwie entstehen, in diesem Falle sind sie aber „Metallkrankheiten". Auch der vorerwähnte Hüttenrauch kann derartige subtile Metalldämpfe enthalten, die ins Gehirn kommen und Schnupfen, Katarrhe usw. verursachen. Ähnlich wie bei Gehirn und Lungen geht es auch im Magen; trotz möglicher Einwände zeigt doch die Besichtigung des freigelegten Magens die Veränderungen infolge der verschluckten giftigen Luft bzw. Dämpfe.

Kap. 4. Jedes Metall entwickelt seine besonderen Dämpfe, die die betreffenden Arbeiter schädigen; es müssen daher die einzelnen Handwerke dem Arzt bekannt sein: Silber-Arbeiter leiden unter Blei- und Silberdampf, Silberbrenner nur unter Silberdampf, Hersteller von Mennige, Bleiweiß und Bleiasche unter Bleidampf, Spießglanz-Schmelzer „fallen in einen harten sulfurischen und merkurischen Rauch", Zink-Schmelzer leiden unter verschiedenen Metalldämpfen (Kupfer, Eisen, Zinn u. a.), die Lasurhersteller unter Silberdampf und den Zusätzen, die Zinnober-Arbeiter unter Quecksilber- und Schwefeldampf usw. So werden die Metallarbeiter, die Meister und „vulkanischen Knechte" durch vielerlei Arten geschädigt, und je höher ihre Kunst steht, desto mehr Arten von Giften und Zufällen kommen in Betracht; grobe Arbeit schadet weniger; wenn wir aber subtile Arbeit machen, entstehen auch viele subtile Gifte. Die sich zu viel am Feuer belustigen und erfreuen, müssen zuletzt Leid erfahren. „Kein Glück ist ohne Leid!"

Kap. 5. „Wir haben dreyerley Regiones im Leib, darinn die ding sich ergetzen: das Hirn, die Lung vnnd der Magen. Darauff wissend: dieweil sie jhr vbels nit bey jhnen behalten, sondern weiter schicken im Leib auss, darumb desto mehr fleiss soll angelegt werden die Mineralischen kranckheiten zuverstehn. Dann wie jhr sehend, so dz Hirn leidet ein Mineralische kranckheit, so leidet auch der gantze Leib." Vom Gehirn, Lungen und Magen aus geht die Giftwirkung weiter in den Körper; da nagt und zuckt es wie brennende Kohle. So entstehen Mania, Frenesis, in den Lungen Orexis[1]) ähnlich dem Panaritium — in der Magengegend Zucken und Nagen „als sei darin ein beissender Wurm", und noch viele anderen Leiden, deren Namen und Art noch gar nicht richtig erkannt sind. Das lernt der Arzt nur durch die Erfahrung an derartig „Metall-Kranken". Vom „Papier" allein wird man nicht gelehrt, vielmehr hat es die Eigenschaft, faul, schläfrig und hoffärtig zu machen, sich selbst zu überheben, fliegen zu wollen ohne Flügel. Diese Dinge sind für einen Arzt „minderwertig"; das Richtige ist, sich Erfahrung zu verschaffen.

III. Traktat: Die Salz-Krankheiten. Forberger: De morbis Salium nativorum et artificialium.

Kap. 1. In diesem Zusammenhange muß auch von den „Salzerzen" gesprochen werden, die alle aus Salz, Vitriol und Alaun bestehen; doch machen diese keine inneren Krankheiten, ihre Emanationen sind nur Dämpfe, die sich in der Wärme auflösen; sie wirken eingeatmet eher gesundheitsfördernd als krankmachend. Wenn z. B. Salzdämpfe eingeatmet werden, machen sie in der Nase Nießen, im Gehirn wirken sie schleimlösend und austrocknend und machen die Köpfe gesund. In den Lungen löst die feuchte Salzluft alle krankhaften Störungen, ähnlich reinigt sie auch den Magen — allerdings nur in Dampfform, nicht wenn Salz in Substanz genossen wird. Auch

---

[1]) Orexis = ardor a tartaro in stomacho excitatus (Baillif).

auf Augen, Ohr, Zähne wirken die Salzdämpfe wohltuend ein. Ähnlich ist es auch mit den Vitrioldämpfen; diese wirken sogar als besonderes Heilmittel gegen manches Leiden. Leute, die ständig in derartiger Luft arbeiten, „werden oben und unten gereinigt (purgiert)" und vor verschiedenen Krankheiten geschützt. Auch die Alaundämpfe wirken ähnlich, wenn auch nicht so kräftig.

K a p. 2. Auch äußerlich machen diese Salzdämpfe keinen Schaden, abgesehen von Augenreizung und Nierenreizung bei zu langer Beschäftigung. Wenn sie für richtige bzw. kurze Zeit zur Wirkung kommen, so heilen sie sogar viele äußerliche Krankheiten, z. B. jede Krätze; Alaundampf wirkt z. B. spezifisch auf Pruritus, Vitrioldampf auf Alopecie[1]), Salzdampf auf Skabies, ferner heilen sie offene Wunden und Geschwüre. Von einer Giftwirkung kann da nicht gesprochen werden. Daher sind die Arbeiter, die ständig mit Salz zu tun haben oder dasselbe bei der Arbeit verwerten, wie Färber, Seifensieder usw., gesunde Leute. Allerdings können die Salze im verunreinigten Zustande auch Schaden machen, vornehmlich Hautkrankheiten und böse Zähne, doch sind die Wirkungen nicht schlimm. Innerlich wirken sie ebenfalls nicht krankmachend. Im gereinigten Zustande wirken sie, wie es eingangs bereits gesagt wurde. Diese Wirkungen sind bei allen Salzarten grundsätzlich gleich, nur graduell verschieden.

K a p. 3. In diesem Zusammenhange ist auch von Salpeter zu sprechen und von dem, was daraus hergestellt wird, nämlich von Salpetersäure und ihren Gemischen (Aq. fortis)[2]), Aq. gradationes, Aq. regis u. a.), „die die Natur der einigen Dinge brechen". Deren Dämpfe, unter denen die „Scheider" zu leiden haben, wirken ganz anders als die der einfachen Salze, Salpeter oder Alaun usw. Wenn z. B. die Salpetersäure mit Vinum correctum[3]) zusammengegossen wird, dann schlagen sich die Spiritus „wie roter Scharlach" nieder, „wobei die Kraft verloren geht". Auch bei der Einatmung geht die (ätzende) Säure-Wirkung verloren, Schädigungen des Körpers werden dadurch nicht hervorgerufen. Die Dämpfe verflüchtigen sich von selbst infolge der innewohnenden virtutes expulsivae. Anders aber, wenn Gradier(Erz)-Stücke zur Säure geschlagen werden, wie Zinnober, Plumosum, Grünspan usw.; letztere geben fixe Verbindungen und entwickeln dabei ihre schädigende Wirkung; sie wirken krankmachend auf Hirn, Lungen und Magen, so daß deren „natürliche Verdauung und Ausscheidung" gestört ist.

K a p. 4. Aqua regis wirkt schwächer als die anderen „Gradierwässer". Beim Destillieren entstehen manche Schädlichkeiten, vor

---

[1]) Alopicia = Erbgründt. — Essera = leüß schiepen, kompt den knappen so sie im berckwerck viel katzensilber oder talckische ärtz graben, auch denen so vitriol oder kupfer sieden oder graben, vnd an den endē, do viel schwebel oder spießglaß felt. (Bodenstein.)

[2]) Aqua fortis = Salpetersäure, das „philosophische Wasser vom ersten Grad der Vollkommenheit", wie sie Albertus Magnus nennt. — Aqua regis [oder Aq. regia] = Königswasser, 1 Teil Salpetersäure, 3 Teile Salzsäure.

[3]) Vinum correctum = alcool das kein wässrigkeit mehr hat. (Bodenstein.)

denen man sich mehr hüten muß, als vor den Salzen selbst; wo diese (sc. Destillationsprodukte) sich einmal „angesetzt" haben, da lassen sie sich nicht mehr wegbringen; diese Krankheiten sind von besonderer Art und erfordern besondere Erfahrung. Maßgebend für die Wirkung der Destillation ist die „ultima materia"; bespielsweise sind die Destillationen bei Salzen u. a. nicht schädlich, während andererseits manche an sich harmlose Substanzen durch die Destillation giftig werden, wie z. B. Honig (?) und Salz (?); letzteres „macht in seinem Rauch denen, so damit schmelzen, ein verenderts verbrunnen Blutt"; ähnlich geschieht auch den Glasherstellern, Goldschmieden und Leuten, die solche Zusätze, Präparate, Flüsse usw. herstellen bzw. die Mineralien erforschen, den Alchymisten usf. Diese Dinge müssen alle jene wissen, die sich damit beschäftigen. Von vielen Alchymisten wird zwar gesagt, daß sie durch diese „Spiritus" ein hohes Alter erreichen; ich glaube jedoch nicht daran, vielmehr ist die Ursache Abstinenz, Hungern, Wandeln, Übung, dies läßt ein hohes Alter erreichen; wenn dazu ein guter Spiritus kommt, ist es um so besser. „Die sich aber im Essen nicht halten können, kommen auch nicht zum Alter. Dazu ist geordnete Lebenshaltung (diäta) notwendig."

Kap. 5. Die Arbeit des Sublimierens ist kaum ohne Schädigung zu machen; aber Hunger schützt auch hier. Manche Sublimationen haben auch gute Wirkungen. Die dabei entstehenden Quecksilber-Dämpfe wirken abführend und heilend auf Hautausschläge, Arsen-Dämpfe sind heilsam gegen Quartana, etliche acute Krankheiten und Flüsse (Podagra, Gelenkrheuma) usw. Das gleiche gilt für die anderen verschiedenen Manipulationen, wie Rösten, Calcinieren und dgl. Die bei allen diesen Manipulationen auftretenden Dämpfe wirken ebenso wie die behandelten Substanzen. Abschließend kann gesagt werden, daß im allgemeinen die Salze nicht so giftig sind wie die Metalle. Diese Wirkungen auf die Laboranten müssen von Ärtzen, die ständig dabei sind, studiert werden. Jedenfalls soll sich der Arzt in der Mineralogie gut umsehen; derartiges kann nicht durch Beschreibung, sondern nur durch eigene Erfahrung gelernt werden.

IV. Traktat: Über die Behandlung der metallischen Krankheiten. Forberger: De cura morborum mineralium, de quibus in libro II. dictum est, et de praeservativis eundorum.

Kap. 1. Nachdem bisher Herkunft und Entstehung der mineralischen Krankheiten behandelt wurde, soll im folgenden über die Heilung gesprochen werden. Auch hier sind die Metalle (fixe und flüchtige) und die Salze auseinanderzuhalten. Während die letzteren beinahe selbst schon Heilmittel sind, muß bei den ersteren ein besonderer Weg beschritten werden, um sie zur Heilung nutzbar zu machen.

Kap. 2. Die Wirkung der Metalldämpfe auf den Körper ist eine elementare, eine Art Feuerwirkung, ähnlich wie die verzehrende Wirkung des Feuers auf das Holz. Der Körper verbrennt nur deshalb nicht so schnell wie z. B. das Holz, weil er zu viel Feuchtigkeit in sich hat.

Kap. 3 und 4. Die Arznei muß daher ebenso elementar gegen das metallische Feuer wirken, wie es die „Nässe" gegen das natürliche Feuer tut, die nicht austrocknet. Auch im Körper kann dem Feuer nur die „Nässe" widerstehen; die Feuchtigkeit allein genügt nicht, da sie „koaguliert" bzw. austrocknet, worauf der Körper vom Feuer leicht erfaßt werden kann. Die „Nässe" im Organismus wird zwar durch das Feuer in Dampf destilliert, aber das Element „Nässe" bleibt trotzdem unversehrt erhalten, der Dampf kondensiert sich im Körper wieder zu Wasser, solange der Mensch, der einer Destillierblase zu vergleichen ist (qui est alembicus), am Leben bleibt[1]).

Kap. 5. Diese elementaren Wechselwirkungen dürfen überhaupt bei der Arzneiverordnung nicht übersehen werden; werden sie nicht beachtet, so entwickeln sich verschiedene Leiden. Da nun die mineralischen Krankheiten ein wirkliches „Feuer" sind, so muß dagegen auch eine „Materialische Nesse"[2]) angewendet werden; durch eine derartige Arznei muß das „humidum radicale" im Organismus erhalten werden „vnd dieweil sie bleibet, so mag kein kranckheit gespüret werden: welcher Elementischen nässi seine Rezept hernach folgen".

Kap. 6. Es müssen daher Arzneimittel gewählt werden, die nicht austrocknen, „die der Coagulation entledigt sind"; ein solches ist der Alaun. Dieser hat die meiste Ähnlichkeit mit dem Element Wasser. Vom Alaun darf aber nur die „Aquosität" (Mutterlauge?) genommen werden; diese wird rektifiziert, „daß es sich nahe dem Zucker sich vergleicht"; davon wird bei Anzeichen einer Erkrankung ein Scrupel getrunken. Ähnliche Mittel gibt es noch mehr, doch können sie hier nicht alle angeführt werden; sie sind in der „Vulkanischen Schule" (bei den Alchymisten?) zu erfahren.

Kap. 7. Empfohlen werden weiter, abgesehen von diesen Arkanis, noch einige „einfache Heilmittel", wie Aq. Marubi, Aq. Barb. Jovis[3]), Aq. Betonica und Nenufaris. Da viele Apotheker diese Mittel nicht herstellen können, so soll im folgenden die Herstellung beschrieben werden, damit die Arbeiter, welche durch die Metalldämpfe „angezündet werden" und die schon genannten Berufsgruppen, die Schmelzer, Münzer, Alchymisten u. a. sie sich selbst bereiten. Die genannten Kräuter werden grün zerkleinert und mit der gleichen Menge Milchrahm, fetter Milch oder Butter vermengt, gekocht für 1 Stunde im Wasserbad(?). Das Gemenge wird nüchtern genommen; es erhält und schützt und heilt die genannten gefährdeten Berufe.

Bemerkungen zum II. Buch.

I. Traktat. Das II. Buch behandelt die Krankheiten der Hüttenarbeiter und der Metallschmelzer, welche durch die beim Schmelzen entstehenden Dämpfe Schaden leiden. Paracelsus beobachtete ganz

---

[1]) Text nach Forberger; nach Architectus: „dieweil der mensch der Alembico aufftregt"; ähnlich Huser.

[2]) Bei Huser: „materialische Nässi".

[3]) Barba Jovis = „Haußwurtzen, so auff den Tächern wachst". (Bodenstein.)

richtig, daß alle Erze beim Schmelzen in gleicher Weise Dämpfe entweichen lassen, daß aber doch ein Unterschied besteht hinsichtlich deren Wirkung. Entsprechend der schon erörterten allgemeinen Lehre entwickeln sich beim Schmelzen die Grundsubstanzen Merkurius, Sulfur, Sal, doch hat letzteres weiter keine Bedeutung, da es in die Schlacke übergeht. Um so wirksamer sind die beiden anderen, besonders der Merkurius, d. h. der Hüttenrauch, der Metalldampf, der zwar teilweise unsichtbar ist, aber sich doch beim Abkühlen „zusammenballt und niederschlägt". Diese Dämpfe werden eingeatmet und machen krank, nachdem sie „durch siderische Wirkungen" entsprechend beeinflußt wurden. In den Lungen hängen sie sich an den Wänden an und rufen hier verschiedene Erkrankungen hervor. Hier findet auch eine Art von chemischer Umsetzung statt. Weitere Wirkungen finden sich auch in anderen Organen. Paracelsus nimmt dabei ein von den Lungen aus sich verbreitendes bzw. weiterfressendes Leiden an. Mit der vorgebrachten Symptomatologie ist allerdings recht wenig anzufangen, wenn auch die Verschiedenheit der Wirkungen der einzelnen Metalle hervorgehoben wird; die einzelnen Krankheitsbilder sind aber nicht auseinandergehalten.

Im II. **Traktat** erörtert Paracelsus zunächst chemistische Probleme über das Schmelzen der **Metalle** (vorher wurde nur von den Rohmetallen bzw. den **Erzen** gesprochen); wenn die Metalle im Feuer behandelt werden, so entweicht ebenfalls (neben der Bildung von Sal und Sulfur) ein Merkurius, d. h. ein Dampf. Diesen hält Paracelsus mit Recht für noch gefährlicher als die beim Schmelzen der Erze entstehenden Dämpfe. Auch hier erfolgt die Aufnahme zunächst durch die Lungen, von hier aus frißt die Krankheit weiter. Aber diese „subtilen" Dämpfe dringen auch durch die Nase ein und kommen so nach dem Gehirn. Besonderer Erläuterungen bedürfen diese und die folgenden Darstellungen Paracelsus' wohl nicht; sie sind ziemlich klar und eindeutig, wenn auch bezüglich der Krankheitsbezeichnungen und der toxikodynamischen Vorstellungen dem Geiste der Zeit entsprechend. Jedenfalls hatte Paracelsus oft beobachtet, daß sowohl bei den Hüttenarbeitern als auch bei den Metallschmelzern infolge Einatmung der Dämpfe zum Teil schwere Erkrankungen auftraten, in ihrer Art verschieden je nach den verarbeitenden Metallen oder Erzen. Sache der Ärzte ist es, daran zu denken; denn wenn die einzelnen Erkrankungen teilweise auch wenig oder keinen Unterschied von den gewöhnlichen Krankheiten zeigen, so sind sie doch ätiologisch und therapeutisch besonders zu werten.

Im III. **Traktat** werden ergänzend die Gesundheitsverhältnisse der Salz-Arbeiter besprochen; hier hat Paracelsus fast ausnahmslos günstige Erfahrungen gemacht, die auch von anderen zeitgenössischen Autoren bestätigt werden. Übrigens sei in diesem Zusammenhang kurz bemerkt, daß schon Plinius derartige Andeutungen macht; ausdrücklich hebt dieser hervor, daß die Arbeiter in den Salpetergruben keine Triefaugen haben. Bemerkenswert sind die Angaben des Paracelsus über die gewerblichen Gesundheitsschädigungen bei den Erzscheidern, die dabei Salpetersäure u. ä. benützen (Kap. 3/4). Diese wird aus dem Salpeter dargestellt, „der eigentlich nicht Sal petrae, sondern Sal nitricum" heißen sollte. Auffälliger Weise hebt Paracelsus die Wirkung dieser Säuredämpfe hier nicht besonders hervor; im Gegenteil gibt er an, daß sie harmlos sind. An anderer Stelle erwähnt er jedoch ausführlich die Verätzungen durch die Mineralsäuren und Kaustika. So sagt er an anderer Stelle bei Erörterung der Verbrennungen: „Auch sind andere art in den Bergwerken, als so sie das Wetter brent, oder vom dem Dunst gebrennet werden, oder vom Saltz sieden, oder vom Vitriolwasser, vom Alaunwasser vnd desgleichen". Ferner: „auch die starcken Wasser, so von Alchimisten gemacht werden, dieselbigen seind auch in der grösten Bossheit, nicht allein der Hitz halben, sondern auch der grossen Corrosiffischen arth, so sie mit einführen, als dann im Scheidwasser bewisen wirdt, auch in Mercurial Wasser, Gradierwasser, in Aqua regis vnd dergleichen"[1]). Vielleicht ist der Hinweis auf die schädigende Wirkung von „Salzdämpfen" auf Salzsäuredämpfe zu beziehen. Paracelsus kennt die Salzsäure (Spiritus salis) und nennt sie besonders wirksam. Daß die bei Zusammengießen von Wein mit Salpetersäure entstehenden Spiritus, die sich „wie roter Scharlach" niederschlagen, nitrose Gase bedeuten sollen, ist wohl zu vermuten; richtig ist wohl auch, daß dabei „die Kraft", d. h. die Säurewirkung (?) verloren geht. Allerdings bleibt auffällig, daß Paracelsus die Wirkung der nitrosen Gase nicht weiter hervorhebt. Wenn er weiter von Zugabe von Metallen zu Salpetersäure spricht, so ist da wohl an Bildung von Nitraten zu denken, die „fix bleiben" und „ohne Schaden vom Leib nicht kommen", d. h. eine giftige Wirkung behalten haben. Schließlich erwähnt Verfasser noch (Kap. 4) die Destillierarbeit und die Destillationsprodukte, die ebenfalls in verschiedener Weise schädlich wirken können. Im besonderen werden Honig und Salz genannt, die bei der Destillation sehr giftig werden können; inwieweit hier Honig verändert wird, entzieht sich der Deutung; bezüglich des Sal wäre an die Zersetzung unter Entstehung von freiem Chlor recht wohl zu denken. Schließlich zählt Paracelsus noch verschiedene Berufe auf, die unter giftigen Dämpfen und dergleichen zu leiden haben; dabei kommen nicht nur Erz- und Metalldämpfe, sondern auch andere flüchtige bzw. gasförmige Gifte in Frage. Andererseits haben auch manche dieser Dämpfe etwas Gutes an sich, wie Verfasser an Beispielen zeigt. Aber der Arzt muß sich persönlich um diese Dinge umtun und sie studieren: „also durch abmalen vnd ablesen wird nichts perfect, nichts probiert, nichts bestett: Allein es gang dann von grundt auß auf dem der Fluß geht, do die trincken, welche darnach durstig seindt".

IV. Traktat: Von der Heilung. In den folgenden Kapiteln über die Therapie der mineralischen Krankheiten entwickelt Verfasser zu-

---

[1]) Vgl. b. Proksch, l. c., S. 31.

nächst weitschweifig seine pharmakologischen Anschauungen, besonders in bezug auf Verwendung der in den Metallen selbst steckenden Heilmittel. Für unser eigentliches Thema sind diese Erörterungen von untergeordneter Bedeutung, zumal die Darstellung stellenweise reichlich unklar gehalten ist. Er knüpft an die früheren Angaben, daß diese mineralischen Krankheiten hauptsächlich durch die Wirkungen des „Elementes Feuer" hervorgerufen werden und wie Feuer im Körper wirken. Dabei unterscheidet Paracelsus zwei Wirkungen: die wärmende = austrocknende und die verbrennende = verzehrende Wärme. „Wärme und Verbrennung sind zweierlei"; erstere nennt Paracelsus die „Qualitätswirkung", letztere die „Elementarwirkung". Ähnlich wie das Feuer das Holz verbrennt, so wirken auch die metallischen Ausdünstungen auf die „Glieder" (Organe), in denen sie sich angesetzt haben. Das naturgemäße Gegenmittel gegen das Feuer ist das Wasser; auch diesem kommen zwei Wirkungen zu, die Qualitätswirkung „Kälte" und die Elementarwirkung „Nässe", d. h. flüssiges ,Naß. Gegen die elementare (verzehrende) Kraft des Feuers kann nur die elementare Kraft der „Nässe" wirksam sein; dagegen wirkt die Qualitätswärme gegen die Qualitätskälte. „Element kann nur durch Element überwunden werden" (vgl. Liber de gradibus et complexionibus). Die „Feuchtigkeit" allein genügt nicht. Nässe und Feuchtigkeit sind nämlich nicht identisch; was naß ist, wird nicht verbrannt und koaguliert nicht; es wird zwar in Dampf verwandelt, aber es destilliert sich wieder zurück, und zwar auch im lebenden menschlichen Körper; was dagegen feucht ist, trocknet wieder („ist der Coagulation unterworfen") und verbrennt dann. Durch derartige „elementare" Wirkungen des Feuers, Wassers, der Luft und Erde entstehen bestimmte Krankheiten, die durch die elementaren Gegenmittel geheilt werden müssen. Dies muß der Arzt wissen. Aber die Ärzte übersehen, wie Paracelsus weiter bemerkt, vielfach diese elementaren Gegenwirkungen und kommen infolgedessen der Entwicklung von bestimmten Krankheiten nicht zuvor. Wird das Element „Nässe" im Körper übersehen, so entwickelt sich die Wassersucht; „ist die tryckne[1]) gewaltig, so volgt Ethica x. x. So kann man auch wol sprechen, du hast vbersehen das Element Jgnis, vnnd den Krancken in Marasinonem bracht. Also auch wirt das Element Aer vbersehen, so bringst den krancken in Colicam vnd Contracturam. Also auch wirt Elementum terrae vbersehen, so fellest den krancken in die Quartanisch exaltationes."

Diese Krankheiten sind nicht „Humores", sondern „Elementisch"; darum mußte in diesem Zusammenhange davon kurz gesprochen werden; die Ärzte müssen das wissen und entsprechend handeln, um den genannten Krankheiten vorzubeugen. Vermutlich spielt hier Paracelsus an auf die Lehrmeinung des Alkmeon von Kroton, der schon ein Jahrhundert vor Hippokrates die „Isonomie", d. h. die Lehre von den gegensätzlichen, im Körper vereinten Substanzen verkündete, wonach

---

[1]) Huser: tröckni.

das Warme und Kalte, das Trockene und Feuchte, das Salzige und
Süße sich gegenseitig in Ausgleich hält — ein Gedanke, der später
von Empedokles in seiner Elementenlehre weiter ausgebaut wurde und
später in der Humorallehre die Entwicklung der Medizin nachhaltigst
beeinflußte.

Nach dieser Abschweifung setzt Paracelsus seine Erörterung über
die elementare Therapie der mineralischen Krankheiten fort; er sucht
eine Substanz, die dem Wasser, der Nässe am meisten gleicht und
findet sie im Alaun; „nun ist das Element Aluminis das nehest am
Element Wasser". Die Erklärung hierfür ist allerdings bei den verschiedenen Herausgebern keineswegs klar wiedergegeben; die Texte
weichen voneinander ab. Zweifellos war es das physikalisch ähnliche
Bild des auskristallisierten Alauns mit dem Eis bzw. des Wassers mit
der wässerigen Alaunlösung, welches Paracelsus zu dieser Anschauung
brachte; er fügt jedoch bei, daß das gewöhnliche Wasser, nachdem es
aus seiner „Coagulation", d. h. dem festen Aggregatzustand, in sein
„lauter eigen Element", d. h. in den flüssigen übergegangen ist, der
arzneilichen Wirkung beraubt ist und nur mehr eine feuerablöschende
Wirkung hat, während der Alaun auch gelöst noch die Arzneiwirkung
besitzt. Allerdings darf nur die „Aquosität" (Lösung, Mutterlauge?) eingenommen werden. Außerdem werden noch mehrere Pflanzenextrakte
empfohlen in Verbindung mit reichlich Fett. Letztere Verordnung,
nämlich die reichliche Fettzufuhr, galt bei den Hüttenarbeitern von
ältesten Zeiten bis heute als Prophylaktikum; fettreiche Kost wird von
allen Bergärzten empfohlen; die Empfehlung der Milch bei den blei-
gefährdeten Arbeitergruppen ist heute noch üblich und beruht auf den
gleichen Voraussetzungen [1]).

III. Buch: Von den durch Quecksilber hervorgerufenen Krankheiten.

Forberger: De morbis argenti vivi.

I. Traktat: Über die Natur des Quecksilbers. Forberger:
De semiperfectione argenti vivi et quod ideo sit bonum et malum.

Kap. 1. Damit die „Bergkrankheiten" zusammenfassend geschildert
werden, sollen im 3. Buch alle durch das Quecksilber hervorgerufenen
Krankheiten zusammenfassend besprochen werden. Diese Krankheiten
unterscheiden sich von den vorgenannten „mineralischen" und sind von
ganz besonderer Art. Denn im Quecksilber sind sowohl gute als
schlechte (krankmachende) Wirkungen vereinigt; beide sind voneinander
nicht zu trennen, im Gegensatz zu den übrigen Mineralien und Erzen.
Die Wirkung ist eine sehr schwere; denn das Quecksilber ist ein sehr

---

[1]) Vgl. Georgius Agricola, M. Pansa, S. Stockhausen u. a. Bei Agricola (S. 377) findet sich die Abbildung einer Bleihütte; im Vordergrund sitzt
ein Arbeiter und frühstückt; die Erklärung hierzu lautet: Magister ieiunus edit
butyrum, ne venenum, quod catinus exhalat, ei noceat; peculiare enim illius
remedium est.

giftiger Körper, weil es nicht fest, sondern flüssig ist; es ist ein „Halbgewächs“, das nicht geordnet ist bis zur „Perfektion“. Während die Substanzen, welche zur „Perfektion“ gelangt sind, kaum giftig und „wohl temperiert sind“, wirken die „Halbgewächse“, die in ihrer Entwicklung stehen geblieben sind, stark giftig.

Kap. 2. Zwar hat jedes feste Metall auch Quecksilber in sich; dieses ist dort aber koaguliert und gelangt infolgedessen nicht zur Wirkung, es ist dort „tot“. Durch die „Perfektion“ unterscheiden sich erst die einzelnen Metalle nach Art und Wirkung. Umgekehrt kann aus dem Quecksilber durch das „vulkanische Feuer“ jede Art von Metall erzeugt werden. Alle Substanzen, die noch nicht koaguliert (fest) sind, haben verschiedene Giftwirkungen, aber auch Heilwirkungen in sich. Vergl. Liber de generationibus.

Kap. 3. Aus dem Hydrarygrum vivum entwickeln sich nun Dämpfe, und zwar durch atmosphärische Einflüsse („durch Wirkung des oberen Firmaments“), ähnlich wie das Wasser verdunstet. Dieses Verdunsten kann auch erfolgen „aus sich selbst heraus“, „durch ein inneres Feuer“. Daher verdampft das Quecksilber auch in den „Bergen, Klüften und Gängen“, wo es eben liegt. Wenn auch diese Dämpfe innerhalb der Gebirge nicht sehr erheblich durch die Erde dringen, so sind doch diejenigen, die in den Bergen arbeiten, diesen Dämpfen ausgesetzt, gleich als säßen sie im Quecksilber selbst — ähnlich wie einer, der in einer Badestube sitzt, durch die Wasserdämpfe naß wird als säße er im Wasser. Dieser Quecksilberdampf gelangt in die Luft und damit in den menschlichen Körper; ähnlich wie der Wasserdampf sich später wieder in Wasser verwandelt, so bildet sich der Quecksilberdampf im Körper wieder zu Quecksilber um.

Kap. 4. Aber auch aus den sonstigen Mineralien würden, wenn sie noch nicht „koaguliert“ wären, sich Quecksilberdämpfe entwickeln; wenn dem so wäre, könnte wohl niemand mehr gesund auf der Erde wandeln. Dies wird durch das „Festwerden“ verhindert, ähnlich wie auch üble Gerüche durch das Gefrieren der Fäulnisherde verschwinden. Daraus ergibt sich auch, daß die Erze, solange sie nicht geschmolzen werden, ungiftig sind, denn erst das Schmelzfeuer treibt die giftigen Dämpfe („den in ihnen liegenden Merkur“) heraus, wenngleich sie auch schon im kalten (festen) Zustande ungesund sein können. Jedenfalls macht die Quecksilberkrankheit den unter der Erde nahe den Quecksilberdämpfen Arbeitenden und den Quecksilber-Präparierern große Sorge.

II. Traktat. Das Quecksilber als „Winterelement“. Forberger: Quod argentum vivum sit Luna et hyems terrestris, et caput stellarum hyemalium in terra.

Kap. 1. Um die Wirkungsweise des Quecksilbers richtig zu begreifen, bedarf es der „astronomischen Physika“; denn „der Arzt soll in allen Künsten der Naturwissenschaften erfahren sein und soll sie alle zusammenklauben“. Das Quecksilber bietet in dieser Hinsicht keine besonderen Schwierigkeiten, da es „offen“, d. h. nicht koaguliert ist wie die anderen Mineralien, die erst aufgeschlossen werden müssen.

Wie das „Firmament“ (d. h. die Atmosphäre), so hat nämlich auch die unterirdische Welt (d. h. die Welt „unter Tag“) ihre Zeitenfolge („Astra“) und eine derselben ist das Quecksilber.

Kap. 2/3. Wie in der sichtbaren Natur die Jahreszeiten einander folgen, so hat auch die Welt der Mineralien ihre Zeitenfolge; allerdings gibt es da nur ein einziges langes „Jahr“, das mit Beginn der Zeiten einsetzte und bis zum Weltende dauert. Nun sind in die Tiefe der Erde die Samen der Mineralien und Erze verstreut, die „zu ihrer Zeit“ heranreifen. Ähnlich wie die Blumen und Früchte, die je nach Jahreszeit blühen und reifen, so reifen auch die Mineralien, zuerst die einen, später die anderen. Was aber auf Erden in Monaten vor sich geht, das währt hier viele tausend Jahre. Aber die Mineralien wachsen nur einmal; wenn sie geerntet (d. h. abgebaut) sind, wachsen sie nicht mehr nach. „Zvgleicher weiß wie jhr sehen / daß das Jahr außgeteilt ist / in 364 tag / mit sampt seinen vbrigē Minuten: Das Jahr hatt den halben theil Sommer / den anderen Winter / vnd also volget ein Jahr dem anderen nach / biß zu endt der Welt: Vnnd jhe ein Sommer / Winter / x. auch dem anderen nach / in das vorbemeldt endt. Solches ist die Schöpffung der Welt / vnd also jhr ordnung / vnnd das ist die Welt / das der Mensch sihet. Nuhn ist in der Erden ein ander Welt / mit aller Constellation / Wohnung vnnd dergleichen / ein sunder Mundus, das hie also bleibt stille stahn. Drauff so wissendt / das in derselben Welt / nicht mehr dann ein jahr ist / vom ersten tage der beschöpffung / biß zur zerbrechung der Schöpffung. Auß dem volget nun / das nach diesem jahr / die ding so in der Erden seindt / dieser zeit noch wachsen (was auff der Erden wechst / gehört nicht in die Erden): das verstandent also. Es ist geseet in die Erden der Sahm der Metallen / vnnd Mineralien / dieselben haben ihren Herbst vnnd Ern herfür zubrechen / einander nach / nach außtheilung Göttlicher ordnung frue vnnd spatt. Zugleicher weiß / als wir wissen / das jetzt seindt die Violen / dann der Thymus, dann die Rosen / dann Kirsen / Biren / Nuß / Trauben / x, so lang biß das jahr herumb komme / vnnd ist als Ein jahr: Wievol eins später dann das ander kommt. Also da auch / jetzt bluet herfür in der Region Gold / da Silber / x. da Eisen / da Bley / x. Das ist für: Das ist gegen dem Winter: Das ist zukünfftig / dem ist sein Frueling auß / dem sein Meyen / dem ist der Hewmonat / x. Dann die da gesein seindt im anfang der Welt / die haben das Goldt vnd Silber deß Fruelings mit den Violen erlangt. Jhr nachuolger mit dem Klee vnnd Flammula, jhr Silber vnd Goldt genommen / x. vnd also für vnd für / vom ersten bis zum letzten / ist die zeit des jahrs außgeteilt: Also was abfelt / das wechst nimmer / ist auß / es kommt kein ander jahr mehr in der Erden. Vnnd wie auff der Erden genug wechst / Korn / Obs / Graß / x. Also ist der Mensch auch versorgt mit den Metallen: Doch mit der Vnderscheid / dieser Metall ist der Viola, der ist der Trollenblum / der ist der Kirschen / der der Biren / der deß Korns / der der Trauben / das ist / nach der zeit im selbigen jahr / welche Monat vnder einander noch viel tausent jahr werhafft seindt.“

Es gibt also auch im Walten der unirdischen Welt eine Art Jahreszeiten, also auch eine Art Sommer und Winter. Die Erdjahreszeiten treten in Erscheinung durch ihre Temperatur veranlaßt durch astronomische Konstellationen. Der unterirdische Sommer und Winter tritt allerdings nicht als warme oder kalte Jahreszeit in Erscheinung (wie dies überirdisch der Fall ist); aber auch sie sind bedingt durch bestimmte Astra, eben die Mineralien, von welchen die einen „Sommer"-Art, die anderen „Winter"-Art haben — allerdings nicht ohne weiteres äußerlich erkennbar. Aber ihre „Ausstrahlungen" machen sich geltend.

Kap. 4. Unter den irdischen Gestirnen hat der Mond, das Wintergestirn, ähnliche krankmachende Ausflüsse, wie unter den unterirdischen Gestirnen das Quecksilber; dieses ist das „unterirdische Wintergestirn" mit allen üblen Wirkungen. Allerdings ist von der „Kältewirkung" dabei nichts zu spüren. Das Quecksilber sollte daher nicht Merkurium, sondern besser „Luna" heißen oder „Hiems, Nix, Frigus, Glacies".

Sinngemäß gehört hierher das „Fragment": Die Erde unter Tag ist eine besondere Welt; sie hat ihre besonderen Gestirne, welche die Jahreszeiten machen; und diese sind die Mineralien. Wie über der Erde die Sonne mit ihrem Sommerstern den Sommer macht, und der Winterstern den Winter mit seiner Kälte, so erzeugt in der Erde der Sulfur den Sommer und der Merkurius den Winter je zur Hälfte; wie dies über der Erde nacheinander kommt, „also sind sie do nebeneinander". „Alle sydera hyemis leben im Merkurio, vnd alles sydus des Sommers in sulfure." Im Merkur liegt also der Winter, „darumnb auß der Natur macht er zittern, erfrören, dann da ist der Winter . . ." Reliqua desunt.

Kap. 5. Wie nun die Menschen den Wirkungen der Gestirne des Himmels (bzw. den klimatischen Einflüssen) unterliegen, so unterliegen sie auch „unterirdischen" Gestirnen, d. h. den Ausstrahlungen der Mineralien. Allerdings können diese ihre krankmachenden Kräfte nicht nach außen gelangen lassen, solange sie kompakt, koaguliert sind; der Mensch bleibt davon bewahrt. Anders beim Quecksilber, dies ist „offen", nicht koaguliert, infolgedessen läßt es seine Wirkungen ausstrahlen auf die Menschen, und zwar als einzige Substanz auch auf die Menschen „über Tag". Nur ein Unterschied besteht: während der Mond verschieden gefährlich ist je nach seiner Größe (Phase), ist eine Schädigung vom „unterirdischen Mond", d. h. Quecksilber, schon zu erwarten, wenn es überhaupt nur in irgendeiner Menge vorhanden ist. So werden also alle Menschen geschädigt, die mit Quecksilber irgendwie zusammenkommen, „in seinem Bereich wohnen, wandeln, handeln und arbeiten".

III. Traktat. Die Wirkung des Quecksilbers auf den Menschen. Forberger: Quomodo duo contraria homo et argentum vivum possint simul esse.

Kap. 1. Warum das Quecksilber auf den Menschen so schädlich

wirkt, beruht darauf, daß dieser aus dem Weltall[1]) stammt. Da nun alle Elemente samt ihren Eigenschaften im Weltall enthalten sind, ist der Mensch „der Sohn der Welt und der darin enthaltenen Elemente". Wie das Kind seinen Eltern unterworfen ist und von ihnen abhängt und zeitlebens die überkommenen Erbanlagen behält, so sind wir also dem Weltall und seinen Elementen zeitlebens unterworfen. Denn wir Menschen bleiben, wenn wir auch erwachsen sind, immer noch im Schoß unserer Welt-Mutter; sie hält uns alle umfangen und was in ihrem Schoße liegt, ist ihr unterworfen. So wirken also alle Elemente ringsum auf uns ein und wir wandeln mitten unter ihnen; dabei sind wir so „luck und weich" wie die Hühnchen in ihren Eierschalen, so daß alle Einflüsse in uns zur Wirkung gelangen, die da kommen aus den Gestirnen und aus dem Erdstaub, „der unser Same war". Himmel und Erde sind unsere Hüllen, Mutter und Kind sind eins und dasselbe (Forberger)[2]) und der Mensch ist das Mindeste und doch das Alles!

Kap. 2/3. Das Quecksilber wirkt nun nicht auf den Menschen, weil der Mensch warmer Natur ist, während das Quecksilber (als unterirdische Luna) kalter Natur ist. „Dieweil nuhn der Mensch der Natur ist Warm, vnnd der Irdische Mond Kalt: So seindt die zwey wieder einander. Nuhn aber was liegt dem Menschen an des Mercurij kältti? gar nichts, dañ sie werden nit zusamen in ein stück gebracht noch gezwungen, darumb mügen sie einander nicht brechen. Das ist aber hie der schad, so fürzunemmen ist, das da ein Tinctur geschieht: Nicht daß das Element selbst da sey, sondern durch die Tinctur im Menschen würcke." „Darauff so wissend, das Argentum viuum ein Gifft in jhm hat, dasselbige tingirt er in dem Menschen, vnd dieselbig Tinctur . . . ist die so kranck macht." Quecksilber und gewisse Planeten haben eine unsichtbare Tinktur (Farbe) in sich, ähnlich wie sie der Färber sichtbar hat, und diese Tinktur wirkt auf den Menschen ein und erzeugt die Krankheit. Es ist also nicht das Quecksilber selbst im Körper; es wirkt auch nicht kalt und warm gegenseitig ein, vielmehr besteht die Krankheit „solange die äußerliche Tinctur-Kälte im Menschen liegt". Gesundheit und Krankheit sind im Körper gleichheitlich vorhanden; solange die „Tinctur-Kälte" einwirkt, tritt die Krankheit in den Vordergrund, wenn aber die Krankheit verschwindet, ist die Gesundheit wieder da. Wäre letztere vorher nicht schon dagewesen zur Zeit der Krankheit, so könnte der Kranke nicht gesund werden.

Kap. 4. Nun hat das Quecksilber, wie schon gesagt, die Kälte nicht sinnfällig in sich, sondern sie zeigt sich erst bei seiner Wirkung im menschlichen Körper: es macht Zittern, Zähneklappern und dergleichen. Dies könnte es nicht tun, wenn es nicht die unterirdische

---

[1]) Forberger: quia ex limbo factus est . . . Architectus: Daß der Mensch aus dem Limbo gemacht ist . . . Limbus = mundus universalis cum suis quattor elementis (Baillif).

[2]) Huser: und beides ist ein Ding.

Luna, das unterirdische Wintergestirn wäre. „Denn jegliches Zittern ist der Einfluß einer gleichmäßigen Wirkung der Gestirne [1])." Es ist also hier nicht richtig, daß eine elementare Eigenschaft (Wärme und Kälte) die andere aufhebt und dadurch eine Krankheitswirkung zustande kommt.

IV. Traktat. Über die Quecksilberkrankheiten. Forberger: De morbis, quos gignit argentum vivum in homine.

Kap. 1. Die Winterkälte treibt zwar die Wärme nicht aus dem Leib, aber sie stößt sie in das Innere des Körpers hinein; der Tod beim Erfrieren erfolgt dadurch, daß die im Innern gestaute Wärme „das Herz anzündet", daß dabei das Herz „erschrickt"[2]), und wenn sich die Wärme aus einem Glied zurückzieht, dann erfriert es. Ähnlich ist es auch beim Quecksilber; hier „verbrennen" alle inneren Organe; das Zittern ist ein Zeichen dafür, daß die Wärme sich in das Körperinnere zurückgezogen hat. Daher kommen die schweren Erkrankungen der inneren Organe; sie sind die Folge einer derartigen „Infridigation" (Huser)[3]).

Kap. 2. Damit dürfte genug gesagt sein von der Entstehung der Quecksilber-Krankheit, die bei den Leuten auftritt „so sich da (sc. dem Quecksilber) vnderwürflich machen vnd jhm äußerlich annehmen wie eine Impression, dz ist wie ein geschmack von einer Rosen . . ." Dazu kommen die Auswirkungen der „lunarischen" Eigenart; ähnlich wie der Mond je nach seinen Phasen verschiedene Krankheiten erzeugt, so ist dies auch bei der Luna subterranea, d. i. beim Quecksilber, der Fall; dies läßt sich auch bei den Hüttenarbeitern usw. beobachten[4]).

Kap. 3. Derartige „lunarische" Krankheitszeichen machen sich an allen Organen geltend, nicht nur am Gehirn, welches „als des Mondes Organ" bezeichnet wird. Die Wirkung auf das Gehirn macht die „Mondsucht", die je nach dem Wechsel der Mondphasen sich ändert; ähnliche Krankheiten sind Tobsucht, Manie, Veitstanz, Fallsucht usw.; weiterhin können eine Reihe schwerer Erkrankungen der Lunge, Leber, Nieren, Gelenke usw. auftreten. „Lungenfeuli, darzu Leberfeuli, Magenfeuli, Hirnfeuli, Nierenfeuli, Ingeweidfeuli vnd dergleichen, vnd solche kranckheit so viel, dass sie nit wol alle zuerzehlen sind: dann also verbrennt auch das Marck in Beinen, dz Geäder, die Gebein, dz Geblüt, das Fleisch in der Haut, die Cartilagines vnd was im Menschen ist."

Kap. 4. Wie die äußere Quecksilber-Wirkung „durch Jmprimieren seines Dunsts vnd verborgenen radiis", so wirkt auch der innerliche Verbrauch von Quecksilber-Präparaten, die als Heilmittel verabreicht werden. Die Ärzte müssen sich daher dieser Giftwirkungen immer bewußt sein! Denn das Quecksilber ist nun einmal ein „ewiger Mond", der nicht stirbt bis zum jüngsten Tag — und ein „bleibender Winter",

---

[1]) Huser: hiemalischen. — [2]) Huser: erstickt. — [3]) bei Architectus und Forberger: Infektion.

[4]) Näheres darüber soll in den Archidoxen gesagt werden. Die Ausführungen sind unklar gehalten und von den einzelnen Herausgebern infolgedessen verschieden angegeben bzw. gedeutet.

dessen Eis und Schnee keine Sonne schmilzt. Wenn das Quecksilber einmal im Körper ist, so „wird es nicht verdaut" wie die anderen Metalle, sondern es bleibt im Organismus bestehen und erzeugt die Krankheit. „Weder dem Menschen noch dem Strauß ist es möglich, Quecksilber zu verdauen." Wenn nun dazu gleichzeitig die krankmachenden Einflüsse des Mondes hinzukommen, wenn „der eusser Mon sich zu seins gleichen verfügt vnd neben jhm sein Dominium auch dester freuenlicher führt", so treten besonders schwere Krankheiten auf. Dies kann auch bei der therapeutischen Verwendung des Quecksilbers vorkommen, wenn es irrtümlich angewendet wird bzw. nicht „gemeistert" wird.

V. Traktat. Heilung der Quecksilber-Krankheit. Forberger: De cura morborum ex argento vivo.

Kap. 6 (1). Bevor man das Quecksilber aus dem Körper hinausbringt, muß es „lebendig" gemacht werden. Zeichen, daß das Quecksilber bereits lebendig ist, sind: schwarze Zähne, lahme Glieder, ruhelose Bewegungssucht „von einer Stat zum anderen in den glaichen und articulis". Die Zeichen des „nichtlebendigen" Quecksilbers wechseln je nach den Mondphasen: Härte der Beine, tingierter Urin, stickender Atem.

Kap. 7 (2). Weiter muß gesprochen werden von der Abscheidung des Quecksilbers, sodann wie man das „nichtlebendige" Quecksilber lebendig und zur Ausscheidung geeignet macht. Beide Quecksilber-Arten setzen sich ab in den Gelenken oder nach unten durch die Spina dorsi bzw. (Nieren- oder) Hüftregion in die Knie- oder Knöchelgelenke, sogar bis zu den Sohlen — ähnlich wie Quecksilber, welches in einen Wassergraben geschüttet wird, an der tiefsten Stelle bzw. Höhlung sich absetzt. Ebenso setzt es sich ab in den Gelenken des Armes, ferner im Genick, in der Augenhöhle, so daß es zu den Augenwinkeln herausfällt, evtl. entweicht es durch die Nasenlöcher, oder es gleitet durch den Rachen hinab zum Magen und Darm und gelangt mit dem Kot nach außen.

Kap. 8 (3). Wenn man das Quecksilber in einem solchen Hohlraum oder im Gelenk vermutet, mache man Umschläge für 2—3 Wochen mit einem Gemisch von weißem Realgar, Ätzkalk, Weidenasche und Rosenöl. Dieses Korrosiv wirkt erhitzend und dadurch wird das Quecksilber in Lauf gebracht, sammelt sich im betreffenden Hohlraum an und läuft durch die Ätzwunde ab. Das Geschwür heile man mit einem Gummipflaster, bis es vernarbt ist; zu Überhäutung dient Crocus Martis.

Kap. 9 (4). Zum Lebendigmachen des Quecksilbers dienen möglichst heiße Bäder von schleimgebenden Kräutern oder Fichtennadeln oder Wacholdernadeln oder Tannenzapfen, oder Schwefelbäder, wie solche auch in den Bädern zu Pfäffers, Plomers (Plombières), Gastein, Teplitz, Aachen, Ems, Göppingen vorhanden sind, darauf kräftig einreiben mit Succ. Flammulae[1]) oder mit Pfefferöl, dann tüchtig schwitzen

---

[1]) Flammula = Hanenfüß. (Bodenstein.)

lassen mit Theriak oder Mitradat. Auf Schmerzen ist keine Rücksicht zu nehmen; diese sind vielmehr das Zeichen, daß das Quecksilber lebendig geworden ist. Wenn dies erreicht ist, verfahre man wie oben angegeben.

Kap. 10 (5). Im besonderen wird gegen das Zittern empfohlen: Baden mit verschiedenen Kräutern, mit Eierkalk; evtl. mit Zusätzen von Flammula oder Wasserpfeffer. Darauf folgt Einreibung mit Canthariden- oder Terpentin-Salbe. Letztere wirkt glänzend nicht nur gegen das Zittern, sondern auch gegen die verschiedenen anderen Quecksilber-Symptome.

Kap. 11 (6). Weitere Verordnungen (bes. Liqu. Tartari mit Rhabarber) folgen gegen die „Berggelbsucht", „Bergwassersucht", auch gegen Unterleibsbeschwerden infolge Bergsucht bei Frauen, gegen Koliken und Krämpfe usw. Gegen Quecksilber-Kontrakturen helfen Kräuterbäder und fortgesetzte Einreibungen mit warmem Fett usw.; das heilt jede Kontraktur.

Kap. 12 (7). Für die verschiedenen zufälligen Krankheiten, wie Kopfweh, Schmerzen in der Seite, in Milz oder Leber, Kreuzweh u. dgl. gibt es keine besonderen Rezepte, vielmehr müssen hierbei die „großen Arkana" Opium u. a. angewendet werden. Gegen derartige heftige Beschwerden müssen nur energische Heilmittel angewandt werden.

Kap. 13 (8). Gegen die Mundhöhlenerkrankungen (Zahnschmerz, Ausfallen, Fäulnis usw.) gibt es Mundspülungen, Betupfen des Zahnfleisches, Schwanken mit Alaunlösung, mit Wegerich, Salz u. a. Wackelnde Zähne werden mit Krokusöl bestrichen, gegen das Ausfallen hilft Muskatöl. Bei heftigen Zahnschmerzen gibt es nur das „große Arcanum" Opium, wie dies oben bereits von Kopfschmerzen und Gliederreißen gesagt wurde, evtl. in Verbindung mit Aderlaß bzw. Schröpfen.

Kap. 14 (9). Was die durch die Witterungsunbilden verursachten Erkrankungen betrifft, sind diese einer Entzündung ähnlich; hier helfen Einreibungen mit heißem Fett mit Succ. Barb. Jovis; auch Umschläge von in Milch gesottenen und dann zerstoßenen Krebsen sind gut. Zur Geschwürsheilung dient Eiersalbe oder ein austrocknendes Pulver. Gegen „Anwaht und Drackenschuß"[1] verwende man in jeder Arznei „Auriculam muris"[2]; diese hat die besondere Eigenschaft in sich, derartige Dinge zu vertreiben.

Bemerkungen zum III. Buch.

I. Traktat. Bemerkenswerterweise hebt Paracelsus die durch Quecksilber erzeugten Krankheiten besonders heraus, sie dürften ihm also in ihrer besonderen Eigenart wohl bekannt gewesen sein. Hatte er doch reichlich Gelegenheit, dieselben in den verschiedenen Berg- und Hüttenwerken zu beobachten. Der Quecksilberbergbau in Kärnten (Dellach, Kotscha, Paternion, Reichenau), in Krain (St. Anna) ist uralt und jeden-

---

[1] Bei Forberger: repentini venti et iaculationes draconum.
[2] Auricula muris = larusca = masarea. (Bodenstein.)

falls schon zu Paracelsus' Zeiten in Gang gewesen; weiters wurde Quecksilber im Fahlerzbau bei Brixlegg und Schwaz in Tirol gewonnen. Der Quecksilberbergbau in Idria ist seit etwa 1490 bekannt; von ihm sagt Paracelsus an anderer Stelle („Von der französischen Krankheit"): „Secht ein Exempel in Nidria, alle die umb da wonendt, seindt krumb vnd lam, leichtlich erstickt, leichtlich erfrorn, nimermehr keiner rechten gesundheit wartend." Aber nicht nur das eigenartige und schwere Krankheitsbild, sondern auch das Metall Quecksilber selbst ist besonders auffällig; diese flüssige, leicht verdampfende Substanz, die so gar nichts mit den übrigen festen Metallen gemein hat, erregte von alters her schon besonderes Interesse; auch Paracelsus — übrigens auch die meisten Alchymisten und Ärzte nach ihm — beschäftigt sich damit, sucht dies in besonderer Weise zu erklären und baut zu diesem Zweck eine eigenartige Theorie auf. Demnach ist das Quecksilber ein „halbfertiges Gewächs" das in allen festen Metallen, so in Gold, Silber, Kupfer, Eisen usw. mit enthalten ist, jedoch in denselben nicht mehr zur Wirkung gelangt; diese ist zwar noch vorhanden, aber „tot" infolge des Festwerdens („Coagulation"), ähnlich wie auch das Wasser beim Festwerden („Congelation") seine Eigenschaft verliert, „so daß einer darin nicht mehr ertrinken kann". Quecksilber ist nach der damaligen Anschauung in jedem Mineral oder Erz enthalten; nur kommen seine Dämpfe im festen (kalten) Zustand nicht zur Entwicklung. „Andernfalls könnte die Erde nichts Nützliches tragen und würden alle Menschen vergiftet. Zwar sind die Erze auch schon im kalten Zustand ungesund, aber diese Wirkung ist in der Kälte verschlossen. Werden aber die Erze geschmolzen, so entweichen auch die Quecksilber-Dämpfe und wirken krankmachend." — Diese Ausführungen beruhen auf der Lehre von der Identität der verschiedenen Metalle, die die Begründung abgibt für die alchymistischen Bemühungen, aus unedlen Substanzen Edelmetalle bzw. Gold zu erzeugen. Allerdings sind die Äußerungen des Paracelsus selbst nicht ganz klar, widersprechen sich zum Teil auch in den verschiedenen Schriften. Da, wie schon bemerkt, viele Verstümmelungen oder Änderungen der Herausgeber bekannt sind, zum Teil auch manche Angaben dem Paracelsus untergeschoben wurden, wird dies verständlich[1].

Der schon genannte Andreas Libavius aus Halle schreibt z. B. „Alle Metalle bestehen aus einem merkurialischen und einem sulfurischen Prinzip; sie scheinen sich nur zu unterscheiden durch accidentium absolutione" (Alchemia) — er spricht an anderer Stelle von der „Übereinstimmung der Natur der verschiedenen Metalle" (De natura metallorum). Boyle spricht, wenn er auch die drei Paracelsischen Grundsubstanzen bestreitet, doch von einem merkuralischen und sulfurischen Bestandteil einzelner Metalle (The sceptical Chemist 1661). Becher sagt: ... Alle Metalle bestehen aus dem Nämlichen; das, was

---

[1] Paracelsus selbst hat in seiner Abhandlung De natura rerum das VII. Buch betitelt: De transmutationibus rerum naturalium. Vgl. Kopp a. a. O., S. 46, 53, 67, 76 u. a.

sie uns als verschieden erscheinen lassen, besteht nicht durch die Ungleichheit der Materie, sondern durch den ungleichen Grad der Zeitigung und der Reinheit des (als argentum vivum) bezeichneten mercurialischen Grundstoffes (Physica subterranea 1669). Boerhaave, der ab 1718 u. a. in Leyden auch Chemie lehrte, schreibt: Es sei anzunehmen, daß das Gold aus etwas im Quecksilber Enthaltenen oder einem demselben ähnlichen und einem anderen als Sulfur benannten Bestandteil zusammengesetzt sei; die anderen Metalle enthalten die nämlichen zwei Bestandteile zugleich mit einem dritten spezifisch leichtem, dem sogenannten „erdigen".

Das Quecksilber ist der einzige Körper, der nicht fest wird; in ihm bleibt seine Art und Wirkung „lebendig und wesentlich". Diese Eigentümlichkeit soll nach Paracelsus' Meinung der Arzt aber auch nach der therapeutischen Richtung ausnützen; denn im Quecksilber liegen große Heilkräfte versteckt, sowohl gegen die „eigenen Übel", d. h. gegen die Quecksilber-Krankheit, als auch gegen verschiedene andere Leiden. Das Quecksilber kommt als Dampf in den Körper; wie dieses Verdampfen erfolgt, wird eingehend dargelegt: ähnlich wie das verdunstende Wasser nicht sichtbar ist, aber bei der Kondensation doch wieder zu Wasser wird und so erkannt werden kann, so ist es auch beim Quecksilber der Fall.

Friedr. Henkel bemerkt dazu: „Paracelsius hat davon (sc. vom Quecksilber) viel auf die Bahne gebracht; und diesem haben es viele nachgeschrieben; mag auch wohl so weit recht haben, daß, wenn er von Zinobererzen die eigentliche Meynung hat, der Mercuris im Feuer verfliege, und dem Arbeiter Beschwerungen mache; . . . über dies hat dieß ein großes zu solchem Mißverstande beygetragen, daß man das Wort Qvecksilber mit dem lateinischen Namen Mercurius hat· ausdrucken, und es nicht bei dem eigentlichen Namen Argentum Vivum bewenden lassen wollen. Denn Mercurius bedeutet öfters ein flüchtiges Wesen, so gar kein Mineral, am allerwenigsten ein wahrhaftes Qvecksilber oder lebendiges Silber ist. Wie dem Paracelsius im Cap. I. 1. 3. von Bergkrankheiten diejenigen, so von Qvecksilber entstehen, von denen mercurialischen ausdrücklich unterscheidet (S. 162). „Indem sothaner Mercurius auf etwas hinausläuft, so kein Schwefel, kein Arsenik und kein verflüchtigtes Metall seyn soll, und doch weder als etwas anderes, noch als ein wirkliches Qvecksilber gewiesen werden kann" . . . (S. 154).

Anschließend erörtert Paracelsus noch, warum die anderen Substanzen, „die in der Coagulation nicht so hart stehen", wie z. B. Holz oder Pflanzen, weniger giftig sind, wenn sie dem Feuer ausgesetzt werden, d. h. Qualm geben. Der Grund hierfür ist zunächst die harmlose prima materia, also die ungiftige Substanz[1].

---

[1] Bei Architectus und Forberger wird allerdings bemerkt, daß besonders die Kräuter näher bei der Liquidität stehen, daher sehr stark qualmen, daher auch weniger schädlich sind. Nach Huser dagegen ist ihr Dunst zu scheuen. Widerspruch!

Das II. und III. **Traktat** befaßt sich eingehend mit der pharmako-
dynamischen Wirkung des Quecksilbers auf den Organismus; Paracelsus sucht sie mit Hilfe der „astronomischen Physika" zu erklären; in
einem seiner lebendigen Beispiele sucht er seine Anschauungen dem
Verständnisse näher zu bringen. Den Ausgangspunkt von der Auffassung der Quecksilber-Wirkung dürfte wohl der Tremor mercuri-
alis gebildet haben. Dieses bei der chronischen Quecksilber-Vergiftung
so sinnfällige Symptom dürfte nicht nur allen mit den Kranken ver-
kehrenden Personen, den Meistern und Mitarbeitern usw. besonders
aufgefallen sein, sondern auch das Interesse der Ärzte in hohem Grade
erregt haben. Die Gleichstellung des Quecksilber-Zitterns mit dem
Kälte-Zittern lag nahe: wie Zittern durch die „äußere" Kälte hervorgerufen wurde, so mochte es hier durch eine „innere" Kälte als Wirkung des Quecksilbers erzeugt werden. So bahnten sich die Wege
zur Auffassung des Quecksilbers als „Kälte"-Metall, das mit der Winterskälte bzw. mit der winterlichen Jahreszeit in Beziehung steht. Die
weitere Beziehung auf das Wintergestirn (Luna) ergibt sich bei der
damals herrschenden Auffassung von den Wechselbeziehungen zwischen
Gestirnen, klimatischen Einflüssen und Krankheiten ohne weiteres.
Auch die Verschlimmerungen der Krankheit nach den Mondphasen
und — in Analogie — die kombinierte Wirkung des siderischen Mondes
und des subterranen Mondes stehen mit diesen Auffassungen in eng-
sten Beziehungen.

Prächtig sind bei diesen Ausführungen die Bilder, deren sich Paracelsus zur Erleichterung des Verständnisses bedient: Die Entstehung
der Metalle in der Erdentiefe aus ausgestreutem „Samen" — eine
Auffassung, die viele Jahrhunderte lang herrschend war. Jeder Körper
der irdischen Welt entsteht aus Keimen, nichts entsteht ohne Keim.
Im Keim ist alles bereits vorgebildet. Dies gilt für die belebte und
unbelebte Welt. Weiter: das Wachsen und Reifen der Metalle im
Laufe der Jahrhunderte, verglichen mit der Entwicklung der irdischen
Vegetation — die irdischen Jahreszeiten im Gegensatz zu den „unterirdischen". Geradezu rührend ist die Begründung, warum das Quecksilber, das herrschende Prinzip unter der Erde, auf den Menschen als
das Erdenkind, so schädlich wirkt (III. Trakt., Kap. 1). Im Original erscheinen diese Stellen begreiflicherweise viel urwüchsiger, blühender, far-
biger als im farblosen, nur auf die Inhaltsangabe gerichteten Auszug.

Weniger klar sind die Ausführungen (III. Trakt., Kap. 2—4), wie
nun das Quecksilber in den Organismus gelangt bzw. auf ihn zur Wirkung kommt. Aus der Darlegung an dieser Stelle könnte man zu dem
Schlusse kommen, daß Paracelsus die Aufnahme der unsichtbaren
Quecksilber-Dämpfe durch die Atemluft nicht kannte; denn er spricht
nicht wie bei den Metall-Dämpfen von einer direkten Aufnahme, sondern „von einer unsichtbaren Tinctur[1]) (Farbe), ähnlich wie sie der

---

[1]) Tinctura = quicquid penetrat atque tingit corpora, veluti crocus aquam.
(Bodenstein. Baillif.)

Färber sichtbar hat"; die „Tinctur"-Wirkung macht krank[1]). Zwar wird im 2. Kap. des folgenden Traktates gesprochen, daß die Quecksilber-Krankheit auftritt bei Leuten, die das Quecksilber „äußerlich aufnehmen wie den Geruch einer Rose"; daß dabei Quecksilber aber tatsächlich als unsichtbarer Dampf in den Körper gelangt, hebt er nicht besonders hervor. Jedoch spricht er an anderer Stelle davon, daß sich das Quecksilber selbst „im Körper ansetzt", ja der ganze Heilplan ist darauf aufgebaut, daß das Quecksilber selbst im Körper vorhanden ist; vgl. später!

Im IV. Traktat erklärt Paracelsus zunächst, wie die Wirkung im Körper vor sich geht: Die Wärme zieht sich von der Peripherie des Körpers zurück in das Innere, konzentriert sich hier und steigert sich infolgedessen bis zur Verbrennung; ähnlich wie bei den übrigen Metall-giften scheint Paracelsus demnach auch hier eine „innere Feuerwir-kung" anzunehmen. Die einzelnen Krankheitssymptome sind unklar angegeben, sei es infolge einer Nomenklatur, die unserer heutigen nicht mehr entspricht, sei es aus dem Grunde, daß Paracelsus verschiedene, auch auf andere Ursachen zurückführende Krankheiten auf Quecksilber-Wirkung zurückführt; auf ein näheres Eingehen sei daher verzichtet. Jedenfalls kannte Paracelsus die Schwärzung der Zähne, Mundfäule, Magendarmstörungen, Tremor, Erethismus und Kachexie, wie aus den Angaben an dieser und anderen Stellen (besonders des 6. Kap.) hervor-geht. Zuzugeben ist, daß die Symptome des Mercurialismus schon den Arabern und den Arabisten, weiter auch den sich mit dem Sy-philis-Problem beschäftigenden Ärzten viel besser bekannt waren. Im übrigen weißt Paracelsus im Kap. 4 selbst darauf hin, daß die Symp-tome die gleichen sind, als wenn das Quecksilber innerlich aufge-nommen würde.

V. Traktat (bei Architectus VI. Traktat). Den Beschluß bilden die Ausführungen über die Heilung der Quecksilber-Krankheiten bzw. die Entfernung des Quecksilbers aus dem Körper. Paracelsus geht dabei von der schon erwähnten Vorstellung aus, daß das Quecksilber in Substanz sich im Organismus bzw. an einzelnen Stellen desselben „ansetzt" und unter Umständen erst ausscheidungsfähig gemacht wer-den muß. Die Verankerung des Giftes im Organismus war Paracelsus also wohl bekannt. Die Ausscheidung selbst denkt er sich rein me-chanisch: Ansammlung an einem abhängigen Körperteil; hier muß dann eine Öffnung geschaffen werden, um das angesammelte Quecksilber austreten zu lassen; letzteres geschieht durch Setzung eines Geschwürs.

---

[1]) An anderer Stelle verwendet Paracelsus ebenfalls den Ausdruck „tin-gieren": „Wie im Himmel die Sterne tingieren und keine korporealische Ver-mischung haben, so geht auch im Menschen die Wirkung unsichtbar vor sich und bringt sichtbare Wirkungen hervor." (Paragran. Tract. I.) F. Hartmann übersetzt „tingieren" mit „Kräfte ausstrahlen", und erläutert dies am nach-stehenden Beispiel: Die Sonnenstrahlen z. B. haben keine körperliche Ver-mischung; dennoch sind in der Sonne, und folglich auch in ihren Strahlen, alle bekannten „chemischen Elemente" vorhanden, wie die Spektralanalyse bezeugt.

Offenbar stellt sich Paracelsus den weiteren Vorgang so vor, daß durch
die gesetzte Wunde, durch das Loch im Körperintegument das Quecksilber ebenso unbemerkt den Körper verläßt, wie es eingedrungen war.
Außerdem werden zur Begünstigung der Abscheidung (zum „Lebendigmachen") heiße Bäder bzw. Schwefelbäder empfohlen, ein Verfahren,
das sich bis heute bewährt hat[1]). Auch das Verfahren bei den Erkrankungen der Mundhöhle ist rationell. Auf die übrigen therapeutischen Empfehlungen braucht weiter nicht eingegangen zu werden.
Die zum Schlusse empfohlene Verwendung von Auricula muris scheint
übrigens in bergmännischen Kreisen gegen das „Asthma" weit bekannt
gewesen zu sein.

Martin Pansa, der (wie oben bereits erwähnt) im Jahre 1614 ein
Büchlein über die Bergkrankheiten drucken ließ, bemerkt hierzu (S. 69):
D. Mattheus Klingeisen, p. m., weyland Stadt-Physikus zu Annaberg, der mit besonderem Geschick und Gabe vielen vornehmen Herrn
gedient und manchen ehrlichen Bergmann sein Leben gefristet hat,
dessen Rezepte bis dato in der Apotheke zu Annaberg präpariert und
hochgehalten werden, schreibet vom Kraut Meußöhrlein usw. — Bei
Henkel (l. c.) findet sich diese Angabe Pansas zitiert und erweitert:
es sei „vieler Bergleute Mittel vor den Dumpf, kurzen Othem, und
Engbrüstigkeit in der Brust, Beschwerung im Rücken, in Kofent gesotten, welches Kraut, weil es gemein ist, mag ihm ein jeder Bergmann selbst eintragen lassen. (S. 87/88). — Stockhausen (l. c.) erwähnt,
daß von den Bergleuten im Harz ein damit hergestelltes Decoct verwendet wurde, in welchem brennender Schwefel mehrmals gelöscht
worden war. (Append. S. 40).

Soviel über das abgeschlossene Werk, wie es uns in den Ausgaben
von Architectus, Forberger und Huser vorliegt. Bei letzterem
(auch in den späteren Gesamtausgaben) findet sich, wie bereits eingangs
erwähnt wurde, noch ein Fragment. Er fügt dasselbe nach den
Quecksilber-Krankheiten (vor der Therapie) ein mit den nachstehenden
Erläuterungen (lat.): „An dieser Stelle werden — wie in dem folgenden
6. Kapitel aus den Worten des Autors selbst zu entnehmen ist — der
Traktatus V. und VI. vermißt, mit einigen Kapiteln des VII. Traktats
(oder 4. Buches). Diese alle gingen verloren, sei es durch Bosheit der
Neider oder Nachlässigkeit der Drucker. Jedoch zwei Kapitel, welche
folgen, wurden unter anderen Fragmenten gefunden; und da sie zu
den hier fehlenden Traktaten zu gehören schienen, wurden sie an
dieser Stelle eingeschaltet. — Am Schlusse des Fragments bemerkt er:
„Da man nicht weiß, ob der Autor (Paracelsus) 7 Traktate des 3. Buches

---

[1]) Paracelsus fügt noch bei, daß Quecksilber, welches therapeutisch verabreicht wurde, manchmal „so hartt getödt" (d. h. so fest im Körper verankert)
ist, daß es nur schwer herausgebracht werden kann; gewisse Ärzte (die Blattern-
ärzte) erachten dies sogar als ein Verdienst; Paracelsus hält dies jedoch für
eine große Torheit.

verfaßt hat, oder aber unter dem Titel „4. Buch" die folgenden Kapitel zusammengefaßt hat, ist es nicht möglich, sie mit einem Titel zu versehen. Aus den Worten des Autors selbst kann jedoch erraten werden, daß diese folgenden Kapitel zum 4. Buch de morbis metallicorum gehören. Du aber, geneigter Leser, nimm das wohl auf und ärgere Dich nicht zu sehr, daß etwas zu Verlust gekommen und Dir nicht mehr übermittelt werden kann!" — Schließlich fügt Huser am Schlusse des ganzen Buches über die Bergkrankheiten noch die Notiz an: „Was an dieser Stelle vermißt wird, ist zusammen mit den obigen 2 Traktaten verloren gegangen."

Fragment (2 Kapitel): Weitere Schädigungen „unter Tag" sind „zauberisches Feuer" und „Anwaht"; dies sind Auswirkungen der Geister[1]. Denn außer der sichtbaren Welt mit ihren „leiblichen Dingen" gibt es noch eine Welt der Geister mit „geisterartigen Dingen". In dieser gibt es „Drachen" und ähnliche übernatürliche Gestalten; so entstehen „Anwaht", die ebenfalls übernatürlich sind. Auch durch Vermittlung der Hexen-Zauberinnen machen die Geister derartige Dinge. Bei der Heilung in der Praxis müssen diese Dinge zunächst erkannt werden; denn auch auf diese Weise können innere und äußere Erkrankungen erzeugt werden. Außerdem gibt es aber doch gewisse schädigende natürliche Ereignisse „unter Tag": Donner und Blitz; ebenso wie (als Verbrennung von Schwefeldämpfen) in der Atmosphäre der Blitz entsteht, so können auch aus den Gesteinen Schwefeldämpfe entweichen und sich entzünden an Licht oder Feuer, welches die Bergleute hineinbringen. „Denn alle Dinge, die brennen, sind Schwefel, sowohl über Tag als unter Tag." Auch das Gestein selbst kann, wenn es viel Schwefel enthält, anbrennen und weiterbrennen in die Tiefe hinein. In den Klüften und Gängen sind derartige Dünste, die sich am offenen Licht entzünden und abbrennen.

Im Fragment spricht Paracelsus zunächst also von den möglichen Schädigungen durch Geister. Daß solche in den Bergwerken vorhanden sind, war damals allgemein anerkannt. Beispielsweise erwähnt auch Georg Agricola, ein Zeitgenosse des Paracelsus, dieselben[2]):

„Berm.: Vt ut iocamur genus certe daemonum in fodinis[3]) nunnullis versari compertum est: quorum quidam nihil damni metallicis[4]) inferunt, sed in puteis[5]) vagantur ac laboribus cum nihil agant, se exercere videntur: nunc cavando venam[6]) nunc ingerendo in situlos[7]) id quod effossum est, nunc machinam versando tractoriam[8]), nunc irritando operarios, idque potissimum faciunt in his specubus[9]), e quibus

---

[1]) Gnomi sive Zenet (Zonneti) = corpus phantasticum, quod vitam in terris vel montibus gerit. (Bodenstein.)

[2]) In seiner Schrift Bermannus sive de re metallica. Basileae, in aedibus Frobenianis A. D. 1530. 8⁰. (S. 38/39): In dieser Schrift schildert A. sehr hübsch den Bergbau, die gewonnenen Mineralien mit ihren Eigenschaften in Form eines Zwiegespräches zwischen dem ortserfahrenen „metallicus" Bermannus und den 2 berühmten Ärzten Nicolaus Ancon und Ioannes Naevius.

[3]) Zeche, Grube.   [4]) Daemon metallicus = Bergmännlein, metallici = Bergleut.   [5]) Schacht.   [6]) Gang.   [7]) Kübel.   [8]) Haspel.   [9]) Schacht.

multum argenti effoditur etc. Alii vero noxii admodum sunt, ut ille,
qui ante aliquot annos Annebergi in fodina, cui nomen Corona Ro-
sacea, tantopere infestabat metallicos, ut duodecium (quae res multis
nota est) necarit, ac ea de re fodina, quantumvis argento dives esset,
relicta fuit. A. N.: Eius generis daemonum, quod in metallis esse
solet, sex enim enumerat, Psellus mentionem fecit, atque id ipsum, ni
fallor, caeteris peius, ut quod crassiori materia amictum sit, esse dicit.
Ber.: Sunt inter eos non nulli, ut dixi, ita pravi, ut metallici eos non
secus ac pestem quandam praesentissimam aversentur et fugiant: alii
contra mitiores, quos frequentes adesse et laborem eorum saepius audiri
non modo non aegre ferunt et dolent, sed etiam exoptant et pro bono
omine ducunt. Sed mittamus daemones . . .“ — Martin Pansa (S. 69)
spricht von Bergmännlein, oder Cöbele oder Gütlein genannt (ein Ge-
spenst, Bergteufel), das sich als Kröte verstellt. Auch noch bei Athanasius Kircher (l. c. S. 227) finden sich ähnliche Angaben.

Derartige Geister oder Gespenster wurden besonders für die plötzlichen Todesfälle bei Bergleuten (CO-Vergiftung, Erstickung(?)) ange-
schuldigt; dagegen wurden Gebet und Fasten empfohlen. Andere er-
klärten die plötzlichen Todesfälle durch Wirkung höchst giftiger, das
Licht meidender Insekten, die ähnlich den Spinnen sein sollen und
sich besonders in Stellen aufhalten, wo edle Metalle liegen.

Paracelsus denkt sich deren Wirken derart, daß sie alles tun können
und alles besitzen wie die Menschen; letztere machen jedoch leibliche .
Dinge, arbeiten mit körperlichen Geräten, während die Geister nur
geistige Leistungen mit übernatürlichen Mitteln vollbringen[1]). Wie
sich Paracelsus die „Drachen“ („Trackenschütz“, bei Forberger „iaculationes draconum“) denkt, ist nicht ersichtlich; vielleicht ähnlich wie
die obengenannten schädlichen Insekten. Ebenso wenig klar ist, was
unter „Anwaht“ verstanden werden soll; nach der Heilanweisung im
späteren Kap. 9 (14) bzw. nach der Forbergerschen Übersetzung mit
„repentini venti“ scheint darunter der akute Rheumatismus infolge
Zugwirkung zu begreifen sein. Die weiteren Ausführungen (Kap. 3) über
Blitz und Donner in den Gruben bedeuten wohl nichts anderes als
„Schlagwetter“-Explosionen bzw. Grubenbrände, verursacht durch un-
vorsichtiges Umgehen mit Licht und Feuer.

Vermutlich gehört auch das letzte Kapitel der Therapie zu der im
Fragment beabsichtigten Darstellung; denn hier wird von Schädigungen
durch Witterungsunbilden von „Anwaht und Drackenschuß“ gesprochen,
also von Dingen, von denen in den vorherigen drei Büchern mit keiner
Silbe die Rede war und erst im Fragment behandelt werden.

Soviel die Ausführungen des Paracelsus über die Bergkrankheiten.
Betrachten wir nochmals rückblickend das Ganze, so können wir

---

[1]) „Die Spiritus terrae sind die Sylphes, Pygmaei, Schröttlin, Bützlin vnd
Bergmännlein genannt . . .“ Vgl. Philosophiae Theophr. Paracelsi Tractat. IV. —
Deutsche Ausgabe v. 1603. II. Band. S. 314.

wohl das Urteil fällen, daß Paracelsus über die beruflichen Krankheiten der Bergleute und Hüttenarbeiter zahlreiche richtige Eigenbeobachtungen gemacht hat: er kannte die Erkrankungen der Luftwege, die zu einem erheblichen Teil durch die klimatischen Schädigungen verursacht wurden, die Vergiftungen beim Verhütten der Erze und beim Schmelzen der Metalle, die Schädigungen durch Quecksilber und seine Verbindungen. Er sucht diese Beobachtungen zu klären und verständlich zu machen teils im Rahmen der damals üblichen Anschauungen und Lehrmeinungen, teils in eigenen originellen Ideengängen. Natürlich wäre es falsch, hier den Maßstab unserer modernen Erkenntnisse anzulegen; die Schilderungen und Deutungen dürfen nur im Rahmen ihrer Zeit, des beginnenden 16. Jahrhunderts, betrachtet werden.

Rein sachlich erscheint es auffällig, daß Paracelsus dem Staub als ätiologischen Faktor kein besonderes Wort widmet, weiterhin daß speziell die Bleischädigung, die doch sonst gerade in der alten Gewerbemedizin die führende Rolle spielt, relativ wenig hervorgehoben wird. Eine Erklärung hierfür könnte vielleicht auf der Möglichkeit fußen, daß eben in den von Paracelsus selbst besuchten Erzgruben die Staubgefährdung — zumal bei den damaligen primitiven Abbaumethoden — nicht von Bedeutung war, wie dies in den Erzgruben auch heute noch meist der Fall ist; weiterhin, daß dort auch Blei wenig abgebaut oder verhüttet wurde, daß demnach ausgesprochene Bleivergiftungen wenig zur Beobachtung kamen.

Überdies ist zu bedenken, daß die Schrift selbst nicht abgeschlossen ist, daß im Gegenteil aus manchen Andeutungen des Textes die Vermutung nicht von der Hand gewiesen werden kann, Paracelsus wollte eine umfassende Darstellung der Vergiftungen durch die mineralischen Gifte geben, die er selbst am aufdringlichsten bei den angeführten Arbeitergruppen beobachtet hatte.

Des Paracelsus-Schrift über die „Bergkrankheiten" fand bei denen, die sie anging, zweifellos Beachtung; manche der späteren Autoren erwähnen sie, manche zitieren mehr oder minder lange Sätze daraus und nehmen dieselben widerspruchslos an, andere zerpflücken sie kritisch und lehnen sie ab, zumal in der späteren Zeit, wo allerdings die inzwischen fortgeschrittene wissenschaftliche Erkenntnis eine Kritik wesentlich erleichterte.

Bemerkenswert ist die Stellungnahme des zeitlich am nächsten stehenden Autors, des schon oben (S. 25) erwähnten Stadtarztes von „Sankt Annenberg im Lande Meissen", Martin Pansa. Er bittet in seiner Vorrede um gute Aufnahme: „denn mir nicht bewußt / dass jemals dergleichen / sonderlich von der beschwerlichen Bergsucht / in Druck sey verfertigt worden." Er widerspricht sich allerdings selbst, indem er an einer Stelle Paracelsus als Gewährsmann mit Namen angibt. Aber noch mehr: seine Ausführungen über Wesen und Entstehung der Bergsucht usf. sind zum Teil fast wörtliche, zum Teil sinngemäß völlig übereinstimmende Wiedergaben der Paracelsischen Ausführungen (vgl. bes. S. 31, 38, 41/42, 47, 48/49, 50, 54 des Originals).

Hierfür einige Belege: „Weil der Mensch den Metallen so stark nachsucht, ungeachtet der Leibschäden, so begibt er sich mitten unter die Feinde; er sieht dann den Rauch und schmeckt ihn, trotzdem . . .“ „Gott will haben, daß die Schätze und Wunderwerke in den Metallen erforscht werden usw., darum hat er diese Kunst dem Menschen gegeben“ (S. 31). „Wie die Schlehe sauer ist und die Säure durch Haut verhüllt ist, so ist die Säure des Berges durch die superficies zunächst verborgen. Die Säure stammt aus Vitriolischen und Alaunischen Mineralien usf.“ (S. 38.) „Verschiedene Bergwerke haben auch verschiedene Mineralien, demgemäß ist die Giftigkeit verschieden usf. Beispiel: Realgar macht ausgedörrte Lunge usw. Spält und Schrunden der Leber.“ — „Die Silber- und Bleyrauch, die Mennige bereiten leiden unter . . ., diejenigen, welche Spießglanz giessen, fallen in harten schweflischen und merkurischen Rauch; die Lasur machen, fallen in schärfsten Silberrauch, die in Glätten arbeiten, fallen in härteste Lungsucht, die in Zinnober arbeiten,“ S. 41/42. — „Wenn die Metall-Dämpfe nicht so subtil sind, wirken sie weniger giftig.“ Den Rauch, der in die Lunge dringt, nennt Pansa ebenso wie Paracelsus „Mercurium peccantem“; Pansa spricht weiter von Putrifikation, Olität, traganthischer Resolution, Koagulation — vom Sulfur, der durch reverberatio sich an der Wand anschlägt; er bringt wörtlich den Vergleich mit dem Weinfaß und dem Tartarus-Niederschlag u. dgl. m. (S. 48/49). An anderer Stelle schreibt er fast genau wie Paracelsus: „Zwischen Himmel und Erde wächst Nebel, der aus dem Firmament entsteht, wie auf Erden die Lungsucht aus ihrem Firmament entsteht, so in den Bergen die Bergsucht“ usw. „Drumb hat er (der oberste Bergk-Herr, d. h. Gott) neben die Bergkwerk ein eigen Apotheken aufgerichtet“ usw. (S. 54). Im übrigen geht auch aus den Äußerungen des im nächsten Absatz zu erwähnenden Stockhausen hervor, daß dieser Pansas Lehrmeinung mit der des Paracelsus identifiziert; er nennt beide Autoren in einem Zuge (l. c. S. 24, 26, 29 u. a.).

Im Gegensatz hierzu geht der schon mehrmals genannte Samuel Stockhausen ziemlich scharf mit Paracelsus ins Gericht und zerpflückt ihn an vielen Stellen. Er nennt Paracelsus z. B. „solito more . . . obscurum, dubium immo fabulosum“ (Vorrede S. 3); an anderer Stelle sagt er: „manifestissimum est . . . solito more in scriptis eum (Paracelsus) esse obscurum, vocabulis ludere, et quicquid in buccam venerit, affirmare. Fortassis etiam eum unquam operarium metallicum curasse creditu difficile est. Taceo nunc, quod in montium metallicis fodinis eum aliquando fuisse, ex eius scriptis parum elucescat, licet multa inutilia ea de re blateret“ (Appendix S. 40). Im genannten Appendix schreibt Stockhausen: Paracelsus impudens ille nugator, in peculiari suo de hoc morbo conscripto libello, multa sane de morbifica causa in medium adduxit . . .“ (S. 4). Paracelsus suche in einzelnen Kapiteln seine Meinung aufzudrängen: Nebel, Säure und Nässe, Hitze und Kälte, Dämpfe von Merkurius, Sulfur, Arsen oder Ausdünstungen von Merkur und Sal sollen die Ursache sein. Die Heiserkeit der Bergleute soll von „pinquedo" der Gruben herrühren: „Paracelsum more solito sibi non constare et in plurimis sibi ipsi contradicere. Certe si quis hac de re eius cripta attente legat et nebulam sulfurisque halitum excipiat, multa illorum inveniet partim absurda, partim fabulosa, partim quoque ridicula. Quae sane omnia refutatione indigna. Non dicam nunc, quod ne ullius quidem causae aliquot probabile argumentum adduxerit. Quare satius fortassis erit Paracelsi vanas opiniones recitasse, quam refutasse" (S. 5).

Im einzelnen weist Stockhausen die Anschauung des Paracelsus zurück, daß die als Hüttenkatze bezeichneten Krankheitszustände der Bergleute Folge des merkurialischen Rauches seien (S. 21, 24 u. 25). Paracelsus spreche immer von schädlichen merkurialischen oder sulfurischen oder arsenikalischen Dämpfen, erwähne aber nie das Antimon (S. 26). Paracelsus sagt, daß arsenikalische und ähnliche Dämpfe sehr wahrscheinlich die Ursache der Krankheiten seien (S. 29). — Weiterhin bemerkt Stockhausen: „Paracelsus ridiculam affert causam, inquiens raucedinis causam esse pinquedinem quandam ex terrae chao egressam." Doch hat je einmal jemand gehört, daß Fett usw. Heiserkeit mache? das Gegenteil ist richtig; auch wenn Paracelsus darunter bituminöse oder teerige Dämpfe gemeint haben sollte, so sind diese eher gut für Heiserkeit als daß sie dieselben erzeugen („bituminosas aut piceatas crassiores evaporationes ac halitus pinques") (S. 24/25). — Ganz besonders eingehend werden die prophylaktischen und therapeutischen Vorschläge des Paracelsus von Stockhausen vorgenommen. „. . . daß ich nämblich den unverschemeten Paracelsum, welcher von dieser krankheit curation viel zu schreiben sich unternommen, und doch hievon wenig verstanden, auß erheischender notdurfft refutiren und widerlegen müssen (Appendix S. 77). — „Wenn z. B. die empfohlene Essentia Tartari tatsächlich herzustellen wäre und wirklich schweißtreibende Wirkung hätte, was würden die paar Tropfen als Vorbeugungsmittel gegen die Bergsucht nützen? Vielmehr besteht die Prophylaxe darin, daß Nebel, Dämpfe, Metallstaub usw. vermieden werden und die Bergleute ihre Kräfte erhalten. Auch die Manna-Präparate sind sinnlos; wenn die angegebenen Rezepte überhaupt hergestellt werden könnten, so würden sie doch eher schaden, da sie adstringierend und austrocknend wirken, während hier feuchte und brustlösende Medikamente nötig sind" usf., wie ausführlich dargelegt wird (Appendix S. 29 f.). Die Verordnung von Antimon-Präparaten (Brechmittel) lehnt Stockhausen scharf ab. Trotz dieser Ablehnung scheinen die therapeutischen Ratschläge des Paracelsus bei anderen „Bergärzten" noch lange Zeit hindurch in Gunst geblieben zu sein. A. Kircher bringt sie beispielsweise wieder; von ihm hat sie später fast wörtlich Ramazzini übernommen; er schreibt: „Dieser Autor (Kircher) beschreibet unterschiedene so wohl zu Verhütung / als Curirung dienliche Artzneyen / welche ihm ein erfahrner Bergmann soll cummunicieret haben. Unter andern lobet er den aus Weinstein-Oel / laudano und Vitriol-Oel vermittelst der Destillation bereiteten Liquorem, und saget / man soll dem

Patienten nur 3 Tropffen davon eingeben. Zur Verhütung rühmet er fettgemachte Suppen / und einen guten starcken Wein; denen Angesteckten aber recommendiret er den Nessel- und Magnet-Balsam / räth auch / man solle die Speisen mit Salpeter un Alaun-Saltze würtzen. Um die metallische Dünste zu dämpffen preiset Junken in seiner Chymia Experimentali den Spir. Salis dulcem (süssen Saltz-Geist)[1]."

Weiter wird Paracelsus kurz erwähnt in einer Hallenser Dissertation von Kochlatsch a. d. Jahre 1721 (l. c.): „Paracelsus in specie affectum hunc (sc. asthma vel spasmum pulmonum) luem montanam nominat." § XXV S. 13.

Eingehender befaßt sich mit Paracelsus der schon genannte Joh. Friedr. Henkel. Er schreibt u. a.: „Nachgehends hat sich Paracelsus zuerst gefunden, der von der Bergsucht einen weitläufigen Traktat geschrieben, zwar nach seiner Art so kauderwelsch, daß man vor Ungeduld denselben ganz zu durchlesen die Schwindsucht kriegen mögte, indem er nicht allein die Bergleute und Hüttenleute über einen Leisten ziehet, sondern auch unter seinem vorgewendeten irdischen Chaos (nicht besser als der eigenmächtige Helmontius unter seinem Gas metallico) als einer Ursache solcher Krankheiten so was saget, das gar nicht so etwas angiebet, wie man von einem vernünftigen Menschen zu fordern hat: Aber doch nach einer bewährten Erfahrung schmecket es, wenn er hierbey die Süßigkeiten besonders anpreiset" (Vorbericht S. 10).

„Hierauf ist Paracelsus zum ersten und am nachdrücklichsten gefallen, wenn derselbe die Manna am meisten herausstreicht, und darunter eine jegliche Süsse insonderheit aus dem Kräuterreich verstehet; wiewohl er auch die versüßten Mineralien, z. E. des Vitriolöls mit darunter begriffen wissen will . . ." (S. 83).

Weiters nimmt Henkel noch an einer anderen Stelle Partei für Paracelsus gegen Stockhausen, wenn er schreibt:

„Hat under andern Paracelsus folgendes Präservativ mitgetheilet, welches aber die Gelehrten erst ausmachen müssen, da zumal nur von so wenigen Gränen auf einmal einzunehmen die Rede ist. R. liqvor. tartar. 4. Loth, Ol. colcothar. ein drittel Oventl. laudan. ein halb Oventl. gemischt, alle Monat einmal 3. Gran davon eingenommen, und geschwitzt. Kircherus hat solches Rezept an einem Orte in mundo subterraneo wiederholet, verstehet durch das erste ein oleum tartari und sagt, daß man es distillieren solle. Wenn dieses denn das oleum foetidum wäre, wie vermuthlich ist, so käme ein flüchtiger Spiritus tartari heraus, der schon von besonderer Kraft seyn könnte, und der Mühe werth wäre, daß man denselben machte und in Gebrauch setzte. Zum wenigsten wäre es besser, als sich der Herr D. Stockhausen denselben einbilden können und sicherer, als der vermeinte Spiritus Salis dulcis, welchen einige wider die metallischen Dämpfe angerathen haben. Denn ob gleich derselbe eines der eigent-

---

[1]) Bern. Ramazzini, Deutsche Übersetzung. Ausgabe Leipzig 1705 bei J. E. Gleditsch (S. 16).

lichen Urintreibenden Arzneyen ist, und diese in Brustbeschwerungen
höchst dienlich sind, so will ihn doch die Brust nicht wohl leiden,
zugeschweigen, daß er sich nach gemeiner Weise nicht versüssen läßt,
und es dahin stehet, wie weit es andere damit bringen können" (S. 63)[1]).

Zum Schlusse noch ein ganz moderner Kritiker; der Italiener Picci-
nini sprach jüngst in einem Vortrag über Geschichte der gewerblichen
Medizin von Paracelsus' Schrift: „Il suo ‚De Morbis metallicis' è una
miscellanea di errori grossolani e di strambe teorie cabalistiche e
astrologiche senza costrutto"[2]). Diese Kritik geht entschieden zu weit
und verrät, daß sich ihr Urheber nicht allzu sehr in Paracelsus' Abhandlung vertieft hat — vorausgesetzt, daß er überhaupt sich persönlich darum bemüht hat.

Im übrigen sind die wenigen Autoren, die sich speziell mit der
Geschichte der gewerblichen Medizin überhaupt befaßt haben, fast
sämtliche an Paracelsus ohne Erwähnung vorübergegangen[3]).

Die Schrift von den Bergkrankheiten erfuhr demnach das gleiche
Schicksal wie die übrigen Paracelsischen Abhandlungen, ja wie die
Person des Autors selbst; auf der einen Seite warme Anerkennung,
auf der anderen Tadel und Ablehnung. Wie dürfen wir uns heute
dazu stellen? Diese Frage muß zum Schlusse noch beantwortet
werden. Proksch schreibt sehr treffend (S. 7): „Wenn der Schweizer
Arzt nicht zur Schande der deutschen medizinischen Geschichtsforschung,
bald als schöpferisches Genie, bald als zertrampelnder Ignorant noch
durch weitere Jahrhunderte in fast allen Zweigen der Literatur und
in jedem Konversationslexikon herumgeschleppt werden soll, dann
werden unsere Historiker bald an eine wissenschaftliche Bearbeitung
der Leistungen des Paracelsus in den einzelnen Fächern der Heilkunde
und auch in einzelnen Krankheiten oder Krankheitsgruppen denken
müssen. Mit den langatmigen Darstellungen unserer Universalhistoriker
der Medizin über die Theorien und das System des Paracelsus ist gar
nichts getan; es ist vielmehr notwendig, nach den werthaften und
bleibenden Eigenfunden seiner Praxis zu spähen und seine Theorien
nur da heranzuziehen, wo sie das Verständnis jener erfordert. Daß

---

[1]) Henkel weist übrigens auf den Unterschied zwischen Quecksilber- und
Blei-Vergiftung bei den Hüttenleuten hin und kommt dabei nochmals auf Paracelsus zu sprechen, indem er sagt: „Qvecksilber haben wir bey unsern, auch
denen Harzern, auch vielen andern Bergwerken gar nicht, wo doch überall die
Hüttenkatze leider gar wohl gekennet wird. Paracelsius hat davon viel auf die
Bahne gebracht, und diesem haben es viele nachgeschrieben; mag auch wohl
so weit recht haben, daß, wenn er von Zinobererzen die eigentliche Meynung
hat, der Mercuris im Feuer verfliege, und dem Arbeiter Beschwerungen mache;
aber in keine Wege auf unsere vorseyende Darmgicht, sondern vielmehr auf
Geifern und Durchfälle, und endlich eben auf Zittern und Lähmung derer
Glieder ziele; welches manche vom Bergwerk insgemein und ohne Unterscheid
ganz unverständig nachzuschwatzen in Gewohnheit haben."

[2]) Il Lavoro 1922.

[3]) Ich fand ihn nur erwähnt von J. Fischer: Geschichte der Gewerbe-
dermatosen. In Ullmann-Rille: Die Schädigungen der Haut durch Beruf
und gewerbliche Arbeit. Leipzig 1915, L. Voß, Bd. 1, S. 16.

dann neben den Lichtern auch Schatten stehen müssen, ist unvermeidlich."

Unsere Aufgabe muß es daher sein, in kurzen Zügen nochmals das zusammenzufassen, was Paracelsus tatsächlich beobachtet bzw. festgestellt und niedergeschrieben hat. Er hat zweifellos beobachtet, daß die Bergleute häufig und in charakteristischer Form an Erkrankungen der Luftwege mit Husten, Kurzatmigkeit, Verfall der Kräfte bzw. der Leistungsfähigkeit leiden, daß diese Zustände hauptsächlich durch atmosphärische bzw. klimatische Einwirkungen verursacht werden. Paracelsus hat weiter geschildert, wie besonders die mit der Aufbereitung bzw. Verhüttung der Erze und die mit dem Schmelzen der verschiedenen Metalle beschäftigten Individuen durch Einatmung der sich hierbei entwickelnden Dämpfe schweren Erkrankungen bzw. Vergiftungen ausgesetzt sind, verschieden nach Art und Herkunft bzw. Zusammensetzung des verarbeiteten Materials. Er kennt die Unterschiede der krankmachenden Wirkung, je nachdem die giftigen Substanzen auf einmal per os oder lange Zeit hindurch in Dampfform, also per inhalationem aufgenommen werden und scheidet damit die akute von der chronischen (gewerblichen) Vergiftung. Paracelsus kennt die Giftigkeit des Bleies, Arsens, Quecksilbers und deren Verbindungen; er deutet einige wesentliche Vergiftungssymptome an, bringt auch Angaben über Hautleiden bei Salzarbeitern. Schließlich beschreibt er eingehend die Giftwirkungen des Quecksilbers bzw. seiner Dämpfe, schildert die Remanenz dieses Giftes im Körper, den Tremor, die Stomatitis, empfiehlt hierbei eine teilweise sehr rationelle Therapie. Er legt großen Wert auf die Prophylaxe, auf den Schutz des Berg- und Hüttenarbeiters vor der beruflichen Gefährdung. Er beobachtete weiterhin ganz richtig, daß bei den mit Salz usw. beschäftigten Arbeitern im Gegensatz zu den vorgenannten Berufsgruppen nennenswerte Gesundheitsschädigungen nicht vorkommen. Er kennt jedoch die Gefährdungen bei Verwendung von Säuren, beim Calcinieren und Sublimieren und anderen chemischen Prozessen.

Es ist also eine erhebliche Summe objektiv-richtiger Tatsachen! Diese Tatsachen hat er wohl als erster zusammenfassend dargestellt und in durchaus selbständiger Weise bearbeitet; die absolute Selbstständigkeit geht auch daraus hervor, daß kein einziger Autor als Beleg oder Eideshelfer für die eine oder andere Beobachtung zitiert wird. Wenn auch die (im 1. Kap.) einleitend gebrachte Angabe, „daß von diesen Krankheiten bei den alten Skribenten nichts zu finden ist", nicht ganz richtig ist, so scheint Paracelsus tatsächlich nichts von den vorherigen (übrigens nur sehr aphoristischen) Literaturangaben gewußt zu haben. Paracelsus hat also nicht nur die Berufskrankheiten der Berg- und Hüttenarbeiter zum ersten Male zusammenfassend dargestellt, sondern auch damit die erste gewerbemedizinische Monographie geschaffen — und zwar, soweit ich es übersehen kann, nicht nur der deutschen, sondern auch der Weltliteratur. Dieses Verdienst muß Paracelsus wohl oder übel zuerkannt werden. Jedenfalls war auch der Weitblick des Verfassers erheblich seiner Zeit vorangeeilt; kühne Ideengänge, die das Hergebrachte weit übersteigen, vermischt mit prachtvollen Vergleichen und lebenswarmen Bildern vereinigen sich mit instinktiven Naturbeobachtungen; „es ist der Geist der Renaissance, der uns entgegentritt mit seinem Drang zum Lichte der Natur, zur methodischen Induktion und zum Vergleich" (Strunz). Jedenfalls ist, wie Sudhoff bemerkt, diese Schrift ein Unikum in der Literatur des 16. Jahrhunderts, eine der charakteristischsten und eigenartigsten Arbeiten des fruchtbaren Autors. Allerdings scheint an vielen Stellen ein Flug in die Mystik, ein kühner Analogieschluß oder eine baroke Redewendung über die fehlenden Begriffe hinweghelfen zu müssen; manchmal wird die mangelhafte Erkenntnis durch eine beabsichtigte Reserve verschleiert — wobei andererseits betont werden muß, daß selbst in den anerkannt echten Paracelsus-Schriften die Autorschaft des Paracelsus für jeden Satz nicht in Anspruch genommen werden darf. Übrigens scheint die Abhandlung nicht abgeschlossen und entspricht, wie Proksch (S. 70) vermutet, nur teilweise dem großen Plan, den Paracelsus vor Augen hatte: ein Gesamtbild der gewerblichen Intoxikationen zu geben. Natürlich ist und bleibt Paracelsus ein Kind seiner Zeit, der damaligen Erkenntnis und Praxis, wenn er sich auch davon frei zu machen und zu neuen Erkenntnissen durchzuringen versuchte. Wir müssen bei der Beurteilung der Schrift immer an die damaligen Lehrmeinungen, an den Stand des naturwissenschaftlichen Wissens um die Wende des 15. Jahrhunderts denken. Nur unter dieser Voraussetzung dürfen wir an die Kritik herantreten und unser Urteil fällen. Mögen andere Schriften des Paracelsus wie sein ganzes Auftreten noch so verschiedenartig beurteilt werden — das eine möchte ich als feststehend hervorheben: Paracelsus hat auf Grund zahlreicher Eigenbeobachtungen die beruflichen Schädigungen der Berg- und Hüttenleute erstmals zusammenfassend dargestellt; er hat dabei eine Reihe werthafter Feststellungen gemacht, dieselben zu deuten versucht, therapeutische und berufshygienische Ratschläge gegeben; er hat mit der Schrift von den Bergkrankheiten die erste monographische Bearbeitung eines gewerbemedizinischen Problems in der Weltliteratur herausgebracht.

Literatur.

Aberle, K.: Grabdenkmal, Schädel und Abbildungen des Theophrastus Paracelsus. Salzburg 1891. — Hartmann, Franz: Die Medizin des Theophrastus Paracelsus. Leipzig 1899. — Hartmann, R. J.: Theophrast von Hohenheim. Stuttgart-Berlin 1904. — Hirsch, Aug.: Geschichte der medizinischen Wissenschaft. In: Geschichte der Wissenschaft in Deutschland. München (Oldenbourg) 1893. — Jörg, Leonh.: Die Naturwissenschaft des Paracelsus. Landau 1882. (Gymnasialprogr.) — Kopp, Herm.: Die Alchymie in älterer und neuerer Zeit. Heidelberg 1886. — Derselbe: Geschichte der Chemie. Braunschweig 1843/47. — Mook, Friedr.: Theophrastus Paracelsus. Eine kritische Studie. Würzburg 1876. — Netzhammer, R.: Theophrastus Paracelsus. Einsiedeln 1901. — Peters, H.: Arzt und Heilkunde in der deutschen Vergangenheit. Leipzig 1900. — Preu: Das System der Medizin des Theophrastus Paracelsus usw. Berlin 1838. — E. Schubert-Sudhoff, K.: Paracelsus-Forschungen. 1. 2. Frankfurt a. M. 1887. — Strunz, Franz: Theophrastus Paracelsus, sein Leben und seine Persönlichkeit usw. Leipzig 1903. — Sudhoff, K.: Versuch einer Kritik der Echtheit der Paracelsus-Schriften. 1. Teil: Bibliographia Paracelsica. Berlin 1894. 2. Teil: Paracelsus-Handschriften. Berlin 1899. — Weiß: Die Arkana des Theophrastus von Hohenheim. Württemb. med. Correspbl. 81, Nr. 33 flg. 1911. — Onomasticon Theophrasti Paracelsi / eigne außlegung etlicher seiner wörter vnd preparierungen, Zusammengebracht durch Dr. Adamen von Bodenstein. Getruckt zu Basel, bey Peter Perna. 1575. — Rocher le Baillif: Dictionariolum vocum, quibus in suis scriptis usus est Paracelsus. Abgedr. in der Ausg. von Bitiskius III. append. p. 13. Genevae 1658. — Toxites, Mich.: Onomasticum medicum et explicatio verborum Paracelsi. Argentor. 1574. Das letztgenannte Onomasticon stand nicht zur Verfügung.